ESSAI

HISTORIQUE ET CRITIQUE

SUR LES

ATTAQUES DIRIGÉES CONTRE LA VACCINE.

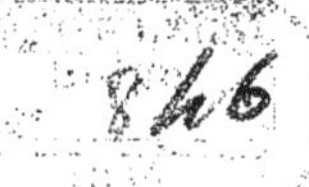

ESSAI

HISTORIQUE ET CRITIQUE

SUR LES

ATTAQUES DIRIGÉES CONTRE LA VACCINE,

Par Eugène BERTIN,

Docteur en Médecine de la Faculté de Paris.

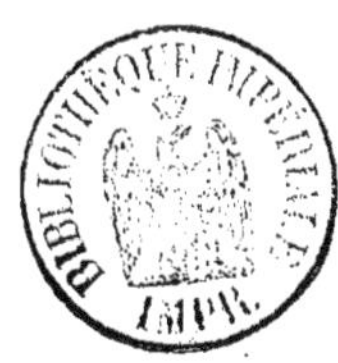

PARIS.

RIGNOUX, IMPRIMEUR DE LA FACULTÉ DE MÉDECINE,

rue Monsieur-le-Prince, 31.

Janvier 1856.

ESSAI HISTORIQUE ET CRITIQUE

SUR LES

ATTAQUES DIRIGÉES CONTRE LA VACCINE.

> Cecy est un livre de bonne foy, lecteur.
> (MONTAIGNE.)

AVANT-PROPOS.

Il y a quelques années, au milieu du concert de louanges qui, dans toutes les parties du globe, célébrait le bienfait de Jenner, un cri d'alarme retentit.

« L'espèce humaine dégénère ; une nuée de maladies nouvelles s'est abattue sur la génération présente. La cause unique de ces malheurs, c'est le vaccin ; le seul remède, c'est l'inoculation. »

Qui osait élever la voix pour formuler une pareille accusation? Un médecin? Non pas; mais un homme complétement étranger à l'art de guérir.

Un officier d'artillerie se fit l'apôtre de cette étrange doctrine. Prenant en main le drapeau de l'insurrection, il prêcha une nouvelle croisade contre une des plus belles découvertes des temps modernes. Hissé sur des tables mortuaires, tout bardé de chiffres, appuyé sur un vain fantôme de statistique, il appela aux armes le corps médical. Celui-ci, il faut le dire, répondit à son appel avec peu d'empressement ; quelques médecins seulement (il en est jusqu'à trois que je pourrais citer) vinrent prêter à ses efforts le secours de leur autorité scientifique.

Ils allèrent chercher des armes dans l'arsenal des vieilles théories humorales des Arabes et de l'antiquité, et la tête haute, le geste menaçant, ils se présentèrent au monde comme les gardiens du précieux dépôt des intérêts de l'humanité.

Ne pouvant nier l'action préservatrice de la vaccine, ils l'accusent d'engendrer une foule de maux plus terribles que la variole; ils montrent la merveilleuse découverte de Jenner comme une hydre fatale, qui vomit, de ses sept têtes hideuses, la fièvre typhoïde, la phthisie, le croup, les scrofules, le cancer, la folie, la monomanie du suicide!

Connaissant le monde, et sachant combien il se laisse prendre facilement aux doctrines du mouvement des humeurs, parce qu'il croit le comprendre, ils expliquent toutes les maladies par l'obstacle que le *cowpox* oppose à la sortie d'une prétendue lymphe viciée dont ils font grand bruit.

Rien ne les arrête pour soutenir une pareille opinion; ils donnent comme des axiomes les propositions les plus bizarres, et quelquefois, dans leur zèle, ils se laissent emporter par leur imagination jusqu'à émettre des théories qui rappellent, malheureusement trop, celles des médecins de Molière.

Rien ne leur coûte pour renverser ce qu'ils appellent le dieu Vaccin, et élever des autels à la Petite-Vérole; rien, pas même l'usage des calomnies les plus surannées. Ce n'était pas assez pour eux d'attaquer le précieux préservatif légué par Jenner; ils ont ramassé dans les pamphlets d'inoculateurs jaloux, les plus absurdes mensonges, et ils les jettent à la face du bienfaiteur de l'humanité.

Certes, de telles accusations ne seraient pas à craindre si elles n'avaient de retentissement que dans le corps médical; mais elles s'adressent surtout aux familles: c'est là qu'est le péril. Il est dangereux de laisser se propager des erreurs dont les conséquences peuvent être terribles.

La défense de la vaccine est, je le sais, confiée aux mains les plus habiles, et je ne me serais pas permis de me mêler à la lutte, si ma dissertation inaugurale ne me forçait de prendre la plume. C'est pour moi une occasion de m'enrôler sous la bannière de ces médecins consciencieux qui regardent comme un devoir sacré d'empêcher la science de reculer, et je la saisis avec empressement.

« Celui qui met au jour ses pensées pour faire briller ses talents doit s'attendre à la sévérité des critiques, mais celui qui n'écrit que pour satisfaire à un devoir a droit à l'indulgence de ses lecteurs et de ses juges. »

Je place mon travail sous la protection de ces paroles de La Bruyère et vous prie de vouloir bien excuser les incorrections des premières pages de ma vie médicale, en faveur de la circonstance et de la pensée qui les ont dictées.

Jenner.

Une découverte scientifique inspire d'autant plus de confiance, que son auteur possède une réputation mieux établie de conscience et de probité. Les adversaires de la vaccine le savent bien, aussi n'ont-ils pas hésité à flétrir la mémoire de Jenner. Ils ont puisé à pleines mains dans les écrits dictés, au commencement du siècle, par la jalousie et par l'intérêt, et ont espéré frapper du même coup le bienfaiteur et le bienfait.

Un homme s'est trouvé, qui a osé écrire : « Jenner, par ses contemporains, fut considéré comme un médecin sans connaissances physiologiques, manquant d'éducation, et comme un effronté charlatan. »

De pareilles choses ne devraient inspirer que du dégoût ; mais malheureusement il y a toujours des oreilles disposées à admettre tout ce qui peut faire tache à une belle réputation. La calomnie est une arme terrible ; quand elle est maniée par des mains habiles, rien ne lui résiste, et Beaumarchais a bien raison, quand il s'écrie : « La calomnie ! j'ai vu les plus honnêtes gens du monde près d'en être accablés. »

Avant de défendre la vaccine, nous avons une tâche à remplir, c'est de défendre Jenner lui-même, et cela nous sera facile ; nous n'avons qu'à jeter un coup d'œil sur la laborieuse existence du médecin anglais. Nous ne tracerons pas une biographie complète, elle serait déplacée ici ; nous insisterons seulement sur les points nécessaires pour réduire à néant les indignes mensonges que quelques plumes trop complaisantes se sont plues à reproduire.

Édouard JENNER est né le 17 mai 1749, à Berkley, petite ville du comté de Glocester. L'inoculation était alors en grand honneur. Cette pratique médicale, qui, nous sommes loin de le contester, était un véritable progrès, a pris naissance en Circassie. Faisant trafic de la beauté, les habitants avaient intérêt à conserver intacte leur marchandise Le fléau, en enlevant leurs filles ou en les défigurant, diminuait singulièrement le revenu de leur infâme commerce, et l'appât du gain les poussa dans une voie où aurait dû les conduire une science réfléchie. Au lieu de laisser la petite vérole frapper ses victimes, au moment même où elles allaient être vendues, ils imaginèrent de courir au-devant de ses coups; ils inoculèrent à leurs enfants la maladie, avant l'âge où elle a coutume de se montrer, soit pour la rendre plus bénigne, en la faisant contracter dans un moment plus favorable, soit pour s'épargner des soins inutiles, si sa terminaison devait être fatale.

L'inoculation se répandit ensuite dans les contrées voisines et elle fut importée, de Constantinople en Angleterre, par l'ambassadrice lady Wortley-Montagu. Celle-ci fit inoculer sa fille en 1721, sous les yeux des médecins de la cour, et son exemple fut bientôt imité par la princesse de Galles. Dès lors cette pratique médicale se popularisa, et si elle ne fut pas d'un usage général, du moins elle compta un grand nombre de partisans.

Jenner, à l'âge de 8 ans, fut soumis à l'inoculation, et l'affreuse maladie qui fut la suite de cette opération prétendue inoffensive resta toujours présente à sa pensée; peut-être est-ce ce souvenir qui le guida vers la découverte qui doit l'immortaliser.

Après avoir passé sa jeunesse à Circenster, où il fit de brillantes études, Jenner embrassa la profession médicale, où le poussa son goût pour les sciences naturelles.

Il choisit pour maîtres, d'abord le chirurgien Ludlow, puis l'illustre John Hunter : celui-ci ne tarda pas à remarquer le jeune étudiant, et il s'établit entre le professeur et le disciple un commerce d'amitié qui ne se démentit jamais.

Hunter voulut l'associer à ses travaux scientifiques en le nommant professeur de l'école physiologique qu'il était alors occupé à fonder; comprenant toute la valeur de son jeune collaborateur, il le destinait même à lui succéder dans la pratique de la chirurgie à Londres.

Au milieu des devoirs que lui imposaient sa carrière et sa correspondance suivie avec Hunter, lorsqu'il eut quitté la capitale de l'Angleterre, Jenner ne négligeait pas son étude chérie de la nature, et il a écrit sur les mœurs et la migration des oiseaux des pages charmantes, où la plus patiente observation s'unit aux considérations les plus élevées de la philosophie.

Esprit cultivé, imagination ardente, il laissait, dans ses moments perdus, sa plume tracer des vers, malheureusement trop peu connus, mais que Chatterton n'hésite pas à reconnaître comme frappés au coin de la vraie poésie.

Tel est l'homme que l'on ose traiter de médecin ignorant et sans éducation !

Quant à cette réputation de charlatan dont on l'a si facilement gratifié, nous allons voir combien au contraire ses contemporains savaient apprécier ses travaux, et combien sa vie toute entière donne un démenti formel à une pareille accusation.

En 1771, le capitaine Cook revenait de son premier voyage, rapportant d'énormes richesses scientifiques qu'il fallait étudier et classer. A qui confie-t-on cette tâche difficile? à Jenner. Il s'en acquitte avec tant de bonheur qu'on lui propose de partir avec la nouvelle expédition que préparait le célèbre navigateur. Mais Jenner n'hésite pas : on lui offre la fortune, la gloire, il refuse; et se dévouant tout entier à son art, à son pays, il va s'enfermer dans sa petite ville de Berkley.

Là, il se retrouve en présence du fléau qui ravageait alors la terre avec tant de fureur! Il voit avec étonnement des hommes braver impunément les coups de la petite vérole; il s'étonne et cherche la cause de cette immunité; il remarque que ces sujets rebelles sont tous employés à soigner les vaches, et qu'ils ont contracté auparavant une maladie particulière à cette race d'animaux. Au milieu d'éruptions diverses, à force de patience, il distingue celle qui peut devenir le préservatif de la petite vérole. Il transmet le cowpox de la vache à l'homme ; il épie, avec la plus scrupuleuse attention, la marche de cette maladie, et voit avec bonheur que les sujets de ses expériences restent insensibles à l'inoculation variolique. Après de longues années, il est enfin parvenu à dérober à la nature son merveilleux secret, et il peut s'écrier comme le Syracusain : « Je l'ai trouvé ! »

En 1798, Jenner publie une partie de ses recherches : il ne rencontre d'abord que des incrédules et des contradicteurs, souvent de mauvaise foi. N'est-ce pas là du reste l'épreuve qu'ont eu à soutenir tous les hommes de génie : l'histoire des inventeurs est un martyrologe ! Colomb, Galilée, Fulton, peuvent tendre la main au médecin de Berkley : comme eux, il est venu se heurter contre les obstacles suscités par l'envie et les préjugés, et, moins heureux qu'eux, il est poursuivi par la calomnie jusqu'au delà du tombeau !

Lorsque l'authenticité de ses observations fut enfin mise hors de doute, on voulut lui enlever l'honneur de la découverte. On prétendit que la vaccine était connue depuis longtemps dans les Indes orientales ; qu'en 1781, Rabaut-Pommier, ministre protestant de Montpellier, avait aperçu le préservatif de la variole ; que depuis longtemps, dans les fermes anglaises, les paysans étaient instruits, par tradition, des vertus du cowpox. Jenner est loin de se proclamer l'inventeur de la vaccine ! Nous verrons tout à l'heure avec quelle simplicité il s'explique à ce sujet.

Ce qui fait sa gloire, c'est d'avoir fécondé les données que le hasard lui avait fournies : c'est d'avoir su extraire la vérité de tous les faits isolés près desquels une foule de médecins avaient passé, sans en comprendre la portée. Appuyer sur des preuves irrécusables l'action prophylactique du cowpox et renverser l'inoculation, au moment même de sa plus grande faveur, pour lui substituer une méthode complétement innocente, c'est certainement une magnifique victoire. « Ce n'est pas ce qu'on entreprend, a dit Washington, mais ce qu'on achève et ce qu'on affermit, qui fait la gloire. »

Jenner, comme nous l'avons dit, fut loin de dissimuler la manière dont il fut conduit à la découverte du vaccin. Voyez avec quelle modestie il en parle : « En parcourant la campagne de Berkley, pour y répandre l'inoculation de la variole, dont j'étais zélé partisan, je ne fut pas peu surpris de rencontrer un certain nombre de sujets sur qui l'opération échouait toujours, quelques précautions que je prisse pour la faire réussir.

« Cette observation ne cessait de se représenter ; je dus en chercher la cause. Je m'enquis des conditions dans lesquelles vivaient les sujets rebelles, et je reconnus qu'ils étaient tous employés, dans les fermes, à traire les vaches. »

Il ne se cache pas davantage dans ses entretiens avec le Dr Valentin. Il lui raconte que la duchesse de Cleveland, femme très-jolie et favorite de Charles II, répondit à plusieurs personnes, qui l'engageaient à ne pas s'exposer au milieu d'une épidémie de petite vérole, « qu'elle n'avait rien à redouter de ce fléau, parce qu'elle avait eu dans son pays une maladie qui en préservait. »

Avant de publier ses expériences, il les entoure de tout ce qui peut les rendre inattaquables ; puis, au lieu de faire un secret de son merveilleux préservatif, il le livre libéralement, il veut en faire jouir le monde entier, il ne met aucun prix à son bienfait.

Est-ce là l'allure d'un charlatan et d'un imposteur ?

Un fait complétement défiguré a été souvent répété par les ennemis de Jenner ; on a dit : « En 1798 il eut un second fils du nom de Robert, qu'il ne vaccina pas et auquel il inocula lui-même la petite vérole, à Cheltenham. » Donc il n'était pas convaincu de l'infaillibilité du cowpox dont il avait fait la même année l'apologie.

Si ceux qui ont répété une semblable accusation, qui fait planer le doute sur la probité de Jenner, s'étaient donné la peine de vérifier la vérité de leur assertion, ils auraient vu que le jeune Robert fut vacciné à l'âge de 11 mois, mais que l'opération échoua. Se trouvant ensuite au milieu d'une épidémie de petite vérole à Cheltenham, et n'ayant pas de vaccin, le père fit ce que tout autre aurait fait à sa place, ce que l'on devrait faire encore en pareille circonstance; il n'écouta que le danger et inocula le virus varioleux à son enfant (1).

Rétabli ainsi, le fait change complétement d'aspect. Mais c'est assez insister sur de telles calomnies. Je veux bien croire de bonne foi ceux qui les ont reproduites récemment ; mais, avant de se faire l'écho de semblables bruits, ils ne devraient pas les admettre sans examen. Lorsqu'il s'agit de la réputation d'un homme, et d'une découverte de la valeur de celle qui nous occupe, on ne saurait être trop sévère dans l'emploi des moyens dont on se sert pour les combattre.

Jenner en mourant, en 1823, avait eu le bonheur de voir la vaccine répandue sur presque toute la terre. Toutes les accusations dirigées contre elle avaient été victorieusement réfutées, lorsque, en 1849, elle fut de nouveau remise en question.

M. H. Carnot, officier d'artillerie, en parcourant des tables de mortalité, crut remarquer une augmentation dans le tribut que la mort prélève sur l'âge adulte, et il attribua ce phénomène à la vaccine. Il publia ses recherches dans un *Essai de mortalité comparée*.

En 1853, M. le Dr Ancelon adressa à l'Académie de médecine un mémoire où étaient exposés les méfaits du virus jennérien. Dans la séance du 13 septembre 1853, M. Roche, membre de la commission des épidémies, combattit d'une façon brillante les idées du médecin que nous venons de nommer.

L'année 1855 vit paraître deux nouveaux manifestes des vaccinophobes : l'un est intitulé *Influence de la vaccine sur la population*,

---

(1) Jenner était tellement convaincu de la puissance de son préservatif, qu'il pratiqua sa première expérience sur son premier enfant. Notons en passant un fait assez curieux : le virus dont il se servit venait du cochon (*swinepox*).

par le Dr A. Bayard (1) ; l'autre porte comme titre : *De la Dégénérescence physique et morale de l'espèce humaine déterminée par le vaccin*, par le Dr Verdé de l'Isle.

Les propositions de M. Carnot reposent, comme nous le montrerons, sur une fausse interprétation des données de la statistique.

Quant aux accusations formulées par les médecins que nous avons cités, elles ont pour base l'humorisme le plus arriéré : témoin le passage suivant, pour lequel M. Verdé professe la plus grande admiration, et qui, selon lui, vaut toutes les théories :

« Le sang des enfants du premier au second âge, dit Rhazès, ressemble à des sucs nouveaux, tels que le *moût* des raisins qui n'ont pas encore éprouvé le mouvement de fermentation propre à leur donner une parfaite maturité : ils n'ont pas encore été travaillés.

« Mais le sang des jeunes gens est semblable à des sucs qui ont déjà fermenté, et qui se sont dépouillés de tout ce qu'ils avaient d'étranger, de toutes les humeurs superflues, comme un vin qui ayant déjà fermenté s'apaise et reste tranquille parce qu'il est *fait*.

« La petite vérole survient lorsque le sang fermente et qu'il se délivre de toutes ses humeurs superflues, ce qui arrive dans le temps qu'il change de nature, qu'il passe d'un état à l'autre ; c'est-à-dire lorsque le sang des enfants, qui ressemble au moût des raisins, se convertit en sang des jeunes gens, qui ressemble à un vin en maturité. Ainsi on doit comparer la fermentation de la petite vérole à celle du moût qui fermente et bouillonne pour se convertir en vin. »

---

(1) M. A. Bayard a obtenu, pour son zèle comme vaccinateur, trois médailles :
Le 29 septembre 1845, médaille d'argent ;
Le 24 novembre 1846, médaille d'or ;
Le 31 décembre 1848, médaille d'argent.

La doctrine des détracteurs de la vaccine peut se résumer ainsi :

En faisant disparaître la variole, le cowpox a fait naître des maladies nouvelles, et rendu plus communes et plus meurtrières celles qui existaient déjà ;

Il a transformé la variole en fièvre typhoïde ;

Il a amené la décadence physique et intellectuelle de l'homme ;

Il a transporté la mortalité du premier âge sur l'âge adulte ;

En conséquence, l'humanité, au lieu de gagner, a perdu à la pratique des vaccinations.

Il faut dès lors recourir à la petite vérole, qui est une crise nénécessaire dont nous portons le germe en nous, et reprendre l'inoculation délaissée.

L'acte d'accusation est, comme on le voit, positif ; nous allons en examiner soigneusement tous les chefs, et prouver que la vaccine n'est coupable d'aucun des faits qu'on lui reproche.

GERME INNÉ DE LA VARIOLE.

Une opinion ancienne, mais depuis longtemps abandonnée, a de nouveau été soutenue par les ennemis de la vaccine ; ils ont dit : Nous naissons avec le germe de la variole ; en s'opposant à son développement, on détermine les accidents les plus graves.

Les uns ont prétendu que la petite vérole était une crise nécessaire destinée à éliminer certaines humeurs nuisibles mêlées au sang de l'enfant ; ils en ont fait un travail organique analogue à la menstruation. La différence est tellement évidente entre cet état pathologique et la fonction physiologique à laquelle on l'a comparé, que je crois inutile d'insister sur ce point.

D'autres lui ont fait jouer un rôle providentiel, et un des détracteurs les plus acharnés du cowpox a écrit ces phrases étranges : « Les anciens sacrifiaient les enfants qui ne semblaient pas promettre une existence forte et harmonieuse. La variole apparut comme pour épargner aux peuples ces douloureux sacrifices, et on l'a désarmée, on l'a renversée de ce trépied formidable d'où elle promenait avec intelligence le glaive de sa justice » (1).

Il est fort regrettable que M. le Dr Bayard ne nous ait pas indiqué la charte où est inscrit ce privilége, qu'il accorde à la fièvre éruptive, de choisir avec tant de discernement ses victimes. Pourquoi refuser cette prérogative à la peste, au choléra, au typhus ? Il n'est pas une seule maladie à laquelle on ne puisse assigner un semblable rôle. Il serait plus simple de déclarer illicites tous les préservatifs et tous les remèdes, de condamner la médecine comme une science impie qui s'arroge le droit de corriger les ordres de la nature, et de nous conseiller le fatalisme désespérant des peuples orientaux.

Nos lecteurs apprécieront la valeur de ces théories, et s'étonneront sans doute que des médecins qui proclament si haut l'intelligence de la variole ne craignent pas d'en modifier les arrêts ; qu'ils essayent d'en amoindrir, d'en détourner les coups, en un mot, qu'ils osent vanter l'inoculation, et par ce moyen conserver à la vie des enfants que, d'après eux, la nature, sagement prévoyante, avait voués à une mort certaine.

Il y a évidemment entre leurs idées sur la justice, qui guide le fléau dans le choix de ses victimes, et la pratique de l'inoculation, qui tend à en arrêter les ravages, une flagrante contradiction.

Avant d'aborder la question du but de l'éruption variolique, il faut d'abord examiner si réellement il existe un germe inné. Il suffit de parcourir l'histoire de la petite vérole pour se convaincre qu'il n'est qu'une chimère. Cette maladie est avec nous, mais non en nous ; l'homme la contracte, mais ne l'apporte pas en naissant.

Si la maladie qui nous occupe est une crise nécessaire, elle a dû évidemment exister de tout temps ; les peuples anciens, les nations

---

(1) *Influence de la vaccine sur la population*, par A. Bayard, p. 3 ; Paris, 1855

modernes, tous les hommes sans exception, devaient subir ce travail salutaire.

Or, avant la découverte de Jenner, quelques natures privilégiées échappaient aux atteintes du fléau. Le nombre des heureux était petit, à la vérité; mais il est suffisant pour prouver qu'il est possible de très-bien se porter et de vivre jusqu'à un âge avancé, sans subir l'influence de la fièvre éruptive.

Celle-ci n'a pas toujours régné sur la terre : je pourrais m'appuyer sur les phrases mêmes de M. Bayard, qui dit qu'elle *apparut* pour éviter aux anciens un usage barbare depuis longtemps établi; mais je ne me bornerai pas à cette assertion. Il est évident que l'antiquité ne connaissait pas la variole, car on n'en trouve aucune trace dans Hippocrate, Arétée, Celse, Cœlius Aurelianus, Galien, Aetius, Alexandre de Tralles, qui ont cependant décrit des affections moins graves et moins remarquables.

Je sais bien qu'on a voulu appliquer à l'éruption variolique certaines phrases des écrits hippocratiques; mais ce n'est qu'en les torturant à plaisir qu'on a pu leur attribuer une signification qu'elles n'avaient pas.

L'aphorisme 20 de la 3e section est celui qu'on s'est plu à citer le plus fréquemment; nous le rapportons textuellement : « Vere etenim furores, et atrabiles, et morbi comitiales, et profluvia sanguinis et anginæ et gravedines et raucedines, et lepres et tusses, et impetigines et vitiligines, et pustulæ ulcerosæ plurimæ et tubercula et articulorum dolores. »

Il faut beaucoup de bonne volonté pour voir là une description de la variole. Quand on songe à ses caractères tranchés et aux minutieuses observations d'Hippocrate, il est impossible d'admettre qu'il ait voulu la désigner par des termes aussi vagues.

Quant à Galien, la manière dont les antivaccinistes font usage de ses œuvres est curieuse et digne d'attention. Au lieu de recourir au texte du médecin de Pergame, M. Verdé emprunte à Rhazès les passages de Galien qu'il croit propres à soutenir son opinion.

Les travaux du savant Arabe sur la petite vérole sont très-remarquables. Je ne conteste pas leur mérite, je ne soupçonne pas la sincérité de Rhazès lorsqu'il cite Galien ; mais son témoignage perdra beaucoup de sa valeur lorsqu'on saura qu'il ne connaissait pas la langue grecque et étudiait Galien dans les traductions.

Ce n'est pas ici une simple supposition sans fondement. Sprengel, qui a analysé les ouvrages de Rhazès, constate ce fait. Celui-ci même ne nous laisse aucun doute à ce sujet ; car il dit, en s'étonnant de ne trouver dans Galien aucune méthode de traitement : « Il est possible cependant qu'il en ait parlé dans les livres *qu'on n'a pas encore traduits en arabe* » (1).

Un calife, Almammon-Abdallah, qui régna au commencement du IXe siècle, fit traduire tous les ouvrages grecs. Les traducteurs ont interprété plutôt que suivi littéralement les textes ; il n'est pas étonnant qu'ayant sous les yeux une maladie qui faisait alors de grands ravages en Orient, ils aient traduit par le mot arabe qui signifiait variole certains exanthèmes qui pouvaient, jusqu'à un certain point, se prêter à cette interprétation forcée. Rhazès, en parcourant les œuvres de l'auteur grec dans les versions arabes, a donc pu y trouver des traces de la fièvre éruptive ; mais il me semble que ce n'est pas là que M. Verdé devait aller chercher ses citations : le texte original est facile à consulter.

Si du reste, au début de son livre, le médecin arabe semble convaincu que Galien connaissait la petite vérole, il paraît ensuite ne plus regarder comme aussi positifs les passages qu'il rapporte : « Il n'est point de recherches, dit-il, que je n'aie faites auprès de tous les médecins qui connaissent la langue grecque et la syriaque ; mais la plupart de ceux que j'ai consultés *ne savent même pas ce que Galien a voulu désigner dans ces passages.* » Plus loin il fait cet aveu plus

(1) Traité de Rhazès *sur la petite vérole et la rougeole*, traduit par Paulet, t. II, p. 20 ; Paris, 1768.

explicite encore : « Comment Galien *a-t-il pu passer sous silence* une maladie si fréquente, qui a tant besoin de prompts secours, lui qui a été si exact dans la recherche des causes des maladies et dans l'art de les guérir » (1).

Les diverses affections où les traducteurs arabes ont cru reconnaître la petite vérole sont ou les tubercules du visage, qui ne sont accompagnés ni de fièvre ni d'inflammations, et que les Grecs nomment ιονθοι, ou les charbons érysipélateux qui rongent la peau (2).

Ainsi nous voyons la seule autorité qu'invoquent les partisans de l'ancienneté de la petite vérole leur échapper et prêter appui à l'opinion de la plupart des savants qui ont étudié les auteurs grecs.

Martin Lister, dans son traité *de Variolis*, dit que « c'est une maladie d'un genre nouveau, et que ce que les anciens nomment pustules n'est certainement pas cette affection » (3).

---

(1) « Ipse profecto de hoc miratus sum et quomodo Galenus præteriverit hunc « morbum tam frequentem, tamque cura egentem, ille qui in causis et cura « morborum investigandis ita fuerat assiduus » (Rhazès, *de Variolis et morbill.*, arabe et latin; Lond., 1766).

(2) Le passage qui se prête le mieux à l'opinion de M. Verdé est celui qui est tiré du IXe livre *de Usu partium*; mais nous allons voir qu'il n'a pas la signification qu'on lui attribue.

« Alterum vero quod collectâ hæc excrementa tandem computrescunt, eoque « modo acriora simul ac calidiora tandem reddita, inflammationes, erysipelata, « herpetas, carbunculosque, febres innumerabilemque aliorum morborum turbam exuscitant » (Gal. libr., t. I, classis prima; lib. IX, *de Usu partium*, p. 171; Venetiis, 1625).

Nous avons conservé, dit Paulet, même dans la langue française, tous les mots grecs dont se sert ici Galien, excepté *herpès*, que nous désignons par le mot *dartres*; mais le *phlegmon* et l'*érysipèle*, dont il est ici question, ont la même signification dans la langue latine, grecque et française, et on sait bien que ce n'est pas la petite vérole. Ici c'est le mot grec *erysipelas*, qui a été traduit en arabe par celui de *godari*, qui signifie *variole* en cette langue, qui a induit Rhazès en erreur.

(3) Mart. Lister, 8; *Exercitationes med. de variolis*, p. 265.

Le célèbre Mead tient le même langage (1).

Sydenham, dont l'assertion est ici d'un grand poids, dit : « Je ne crois pas que personne puisse trouver mauvais que j'indique une nouvelle méthode pour le traitement d'une maladie dont on ne trouve aucun vestige ni dans Hippocrate ni dans Galien » (2).

Je terminerai ces recherches sur la variole dans les ouvrages médicaux de l'antiquité, en disant avec Paulet : Lorsque Pline voulut prouver que la goutte était une maladie nouvelle pour l'Italie, il ne donna d'autre raison que celle-ci : « La goutte est nouvelle ici, parce qu'elle n'a point de nom dans la langue latine. » Nous sommes plus heureux que Pline, nous avons le silence de tous les auteurs dans toutes les langues.

Une autre preuve qui me semble avoir un grand poids vient démontrer que la variole n'a pas été connue par les anciens, c'est que, dans l'antiquité, aucun auteur étranger à la médecine n'en a fait mention.

N'est-il pas étonnant que chez un peuple aussi artiste que les Grecs, on ne trouve rien qui rappelle les traces que la maladie laisse après elle, quand elle ne tue pas? Passez en revue toutes ces splendides créations enfantées par le merveilleux ciseau de ces amants de la forme ; c'est un hymne continuel à la beauté, ciselé dans des marbres impérissables. On n'y rencontre qu'un seul type de laideur, c'est le Bacchus étalant son obésité honteuse ; c'est la personnification d'un vice dégradant. Développer l'élégance des formes, éloigner tout ce qui pouvait en altérer la pureté : telle était leur préoccupation, tel était leur culte. Si la variole eût régné alors, je soutiens qu'on trouverait chez eux des vestiges de la guerre acharnée qu'ils auraient livrée à un fléau, qui leur aurait ravi ce bien précieux que Platon plaçait comme le plus grand après la vertu, cette beauté à laquelle ils attachaient plus de prix qu'à la vie elle-même.

---

(1) Mead, *de Variolis et morbill.*, p. 2 ; London, 1747.

(2) Sydenham, *Médecine pratique*, p. 227.

N'est-il pas surprenant que chez les Romains, qui presque toujours joignaient à leurs noms une épithète ayant trait souvent à une infirmité, on ne rencontre dans les auteurs aucun surnom tiré de ces empreintes indélébiles? « Les Romains, dit Plutarque, empruntent leurs surnoms des imperfections du corps, tels que Sylla, Niger, Rufus, ou même Cœcus ou Claudius. Ils voulaient accoutumer par là les citoyens à ne pas rougir de la cécité ou des autres défauts de ce genre, à ne pas les regarder comme un sujet de honte, mais à y répondre comme à leurs noms propres» (1).

C'était chez eux une mode qu'ils ont suivie avec une grande constance, et il est évident que, si la petite vérole avait existé alors, nous trouverions, dans les écrivains latins, quelques noms faisant allusion aux stigmates dont elle marque les victimes qui lui résistent.

Parmi les épidémies dont les historiens et les poëtes nous ont laissé des descriptions, aucune ne peut s'appliquer à la fièvre éruptive qui nous occupe.

J'insiste sur ce point, parce qu'il me semble capital; un silence aussi unanime est la preuve la plus convaincante que la variole est d'origine récente.

Quant aux livres indiens et chinois qu'on invoque pour établir son ancienneté, ils ne prouvent qu'une chose, c'est qu'elle règne depuis longtemps dans ces pays ; mais on n'a pas le droit d'en conclure qu'elle sévit dans le reste du monde depuis la même époque.

Je ne rechercherai pas le lieu où elle a pris naissance; cette question est obscure et restera probablement toujours dans le doute. Je constaterai seulement que le premier document qui en fasse mention en Europe date du VIe siècle; il se trouve dans la chronique de Marius, évêque qui mourut en l'an 590: « Anno 570, morbus « validus, cum profluvio ventris et variolæ, Italiam Galliamque valde « affecit » (2).

---

(1) Plutarque, *Vie de Coriolan.*

(2) *Recueil des historiens de France*, t. II, p. 12.

Grégoire de Tours fut l'historien de la seconde épidémie qui parut en Gaule en 580. Il rapporte l'exemple de deux médecins qui payèrent de leur vie l'ignorance où les avait laissés l'absence de descriptions de la maladie que nous avons signalée dans les médecins grecs et latins. Autregilde, dite Bobile, femme de Gontran, roi de Bourgogne, fut atteinte par la variole qui décimait la population. Cette maladie nouvelle trouva au dépourvu les deux médecins de la reine, Nicolas et Donat, et enleva la royale malade. Avant de mourir, Bobile fit promettre à son mari de faire périr ses deux médecins ; ceux-ci invoquèrent en vain les anciens, pour prouver que l'affection était d'origine récente, et que par conséquent ils ne pouvaient connaître un fléau qui jusqu'alors ne s'était pas montré. Gontran tint fidèlement sa promesse, et les envoya au dernier supplice (1).

Si nous ne pouvons désigner d'une manière certaine l'année de la première apparition de la petite vérole en Europe, nous pouvons du moins donner des dates positives pour le Nouveau Monde.

Tous les historiens sont d'accord sur ce point, que l'Amérique en était exempte avant l'arrivée des Espagnols.

Pierre Martyr, qui le premier écrivit la relation des audacieuses expéditions qui illustrèrent le XVe siècle, dit : « Les Espagnols cesseront, au premier jour, de ramasser de l'or dans leur nouveau pays, quoiqu'il en fournisse, faute d'hommes pour le recueillir ; car ces misérables habitants, dont on s'est servi pour fouiller dans les entrailles de la terre, sont réduits à un très-petit nombre. Les uns ont été décimés par les guerres, les autres par la faim, le reste est mort de la petite vérole ou de la rougeole ; maladies qui leur étaient encore inconnues en 1518, et qui se répandirent parmi eux, par contagion, comme dans un troupeau de bêtes » (2).

(1) Gregor. Turon, *Histor. Francorum*, liv. V, sect. 35.

(2) « Reliquos variolæ, morbilli eis ignoti hactenus superiore anno 1518, qui « tanquam morbosos pecudes contagioso habitu eos invaserunt » (Petri Martyr, *de Orbe novo*, decad. IV, cap. 10).

La Condamine a appris, par un manuscrit de la cathédrale de Quito, que, quelque temps après la découverte du Pérou, la petite vérole fut portée d'Europe à Carthagène d'Amérique, et qu'elle fit périr plus de cent mille Indiens dans la province de Quito (1).

A Boston, dans l'État de Massachusets, elle commença en 1649.

Dans la Caroline du Sud, elle fit sa première apparition en 1738.

Elle pénétra au Kamtschatka en 1767 (2).

Au Groenland, elle fut introduite par un naturel, qui l'avait contractée en Danemark, en 1733. Anderson (3) remarque que les Groenlandais, avant l'invasion du fléau, étaient généralement bien faits et d'une forte complexion, et que beaucoup parvenaient à l'âge de 100 ans.

Il y a seulement trois siècles qu'elle a passé en Irlande.

On peut donc conclure, puisque les anciens ne connaissaient pas la variole, puisque, jusqu'au XVIIe siècle, une foule de pays en étaient exempts, puisque, avant la découverte de Jenner, quelques hommes privilégiés n'en étaient jamais atteints, et parvenaient cependant à un âge avancé, que cette maladie n'est pas la conséquence d'un germe inné à l'espèce humaine, et n'est pas une crise nécessaire par laquelle les populations doivent passer sous peine de dégénérescence.

Fièvre typhoïde.

En tête de la longue liste de maux dont on accuse la vaccine, se trouve la fièvre typhoïde. Les adversaires du cowpox prétendent que la matière variolique, emprisonnée par le virus jennérien, ne

---

(1) *Traité historique et pratique de l'inoculation*, par Dezoteux et Valentin, p. 29.

(2) *Expédition de La Peyrouse en* 1788, 1re partie, p. 125 ; Paris, 1790.

(3) Anderson, *Histoire naturelle de l'Islande et du Groenland*, t. II, p. 173 ; Paris, 1754.

peut faire éruption sur la surface cutanée, et se manifeste sur la muqueuse intestinale; en un mot, que l'affection typhoïde est une *variole retournée.*

Pour prouver cette proposition, il fallait faire de la fièvre typhoïde une maladie nouvelle; c'est ce que l'on a essayé de soutenir.

« Longtemps on a méconnu, dit M. Verdé, il en est même qui méconnaissent encore, les caractères de cette affection : trompé par certaine analogie de quelques symptômes, on l'a confondue jusqu'à présent avec la fièvre putride ou adynamique des anciens, dont les caractères sont pourtant différents. »

Les vaccinophobes, qui trouvaient si facilement des descriptions de la petite vérole dans Hippocrate et Galien, ont une singulière manière de lire les auteurs anciens : les textes les plus vagues leur semblent très-clairs, tandis qu'ils passent à côté des indications les plus précises, sans s'y arrêter.

Si cependant on étudie Hippocrate avec attention, il est impossible de ne pas reconnaître dans plusieurs passages notre affection typhoïde : mêmes prodromes, mêmes symptômes, même marche, même durée, je dirai presque mêmes lésions anatomiques.

Voici les phénomènes que présentent les fièvres nommées *ardentes* par le père de la médecine : diarrhée, somnolence, délire dont il est facile de tirer les malades; dyspnée, urines rares, épistaxis, parotides, éruptions miliaires ou semblables à des piqûres de moucherons, survenant du septième au neuvième jour, ne causant point de démangeaison, dureté de l'ouïe. Au début, frisson, jactitation, rougeur du visage, courbature, céphalalgie sus-orbitaire, pesanteur de tête, faiblesse dans les membres (1).

Est-ce là un portrait complet de la fièvre typhoïde, et ne dirait-on pas qu'il a été esquissé de nos jours? Vingt siècles ont passé, sans

---

(1) Hipp., edent. Foës, t. II, p. 1020; Forget, *Traité de l'entérite folliculeuse*, p. 3.

pouvoir y ajouter un trait nouveau, sans qu'on ait besoin de modifier une seule des lignes tracées de main de maître par Hippocrate.

Cet étonnant observateur ne s'est pas borné seulement à décrire les symptômes extérieurs de l'affection ; il va plus loin, et, dans les *Prénotions de Cos*, on trouve cette phrase digne d'être méditée : « Les fièvres vertigineuses, *avec lésion de l'intestin grêle* et sans cette lésion, menacent d'être mortelles » (1).

En présence de passages aussi explicites, il est impossible de prétendre que les anciens ne connaissaient pas la maladie typhoïde.

Galien, les Arabes, et les médecins du moyen âge, en parlent aussi (les auteurs les plus compétents sont tous d'accord sur ce point); seulement les théories humorales dont ils enveloppent leurs descriptions rendent souvent ces dernières difficiles à bien apprécier. De nombreux chapitres lui sont consacrés dans les œuvres de Fracastor, Baillou, Sydenham, Willis, etc. (2).

La fièvre typhoïde a toujours été ce qu'elle est de nos jours : le nom seul a changé, suivant les divers systèmes régnants en médecine.

Elle comprend à elle seule : la *synoque putride* et *non putride*, le *causus*, la *fièvre typhode* d'Hippocrate, Galien ; les fièvres *inflammatoires, bilieuses, muqueuses, pituiteuses, putrides, malignes, pestilentielles*, de la plupart des auteurs ; la fièvre *pétéchiale* de Fracastor, la fièvre *mésentérique* de Baglivi, la fièvre *lente nerveuse* de Willis, les fièvres *angéioténique, méningo-gastriques, adéno-méningées, adynamiques, ataxiques*, de Pinel, la fièvre *entéro-mésentérique* de Petit, la *dothiénentérie* de Bretonneau, la *fièvre typhoïde* de Louis, Andral, Chomel, l'*entérite folliculeuse* de Cruveilhier, Forget, l'*entéro-mésentérite* de Bouillaud, etc. (3).

---

(1) Hipp., *Coac.*, édit. de Foës, t. I, p. 132, n° 116.

(2) *Compendium de médecine*, t. VIII, p. 277.

(3) Forget, p. 67.

Longue est la synonymie. Mais qu'importe ? si tous ces noms différents ne servent qu'à désigner une seule et même affection, et la lecture des auteurs que nous venons de citer le prouve d'une manière indubitable.

La fièvre typhoïde existait donc avant la vaccine. Pour dissiper tous les doutes, j'irai chercher un dernier témoignage à une source que ne récuseront pas les champions de la variole. « Je commence par dire, écrit M. Bayard, que la dothiénentérie, pour moi entérite varioleuse, n'est pas une maladie nouvelle ; on la rencontre dans tous les temps, dans tous les pays » (1).

Je ne m'étendrai pas plus longtemps sur ce point, que, dans son éloquent rapport. à l'Académie, M. Roche a traité avec sa force d'argumentation bien connue.

Si la fièvre typhoïde n'est pas une maladie nouvelle, comme nous venons de le prouver, voyons si elle ne serait pas une manière d'être de la variole, si les deux affections ne seraient pas identiques, ainsi qu'on a voulu le démontrer.

Il existe entre elles quelques analogies qui, au premier abord, peuvent en imposer ; mais, dans sa symptomatologie, le dothiénentérie possède une foule de points de contact avec de nombreuses maladies, et on ne peut cependant la confondre avec celles-ci.

Elle présente des pétéchies, des ecchymoses, des hémorrhagies, comme la fièvre jaune, le scorbut, la morve et les affections charbonneuses. Elle produit des mortifications, des gangrènes, de même que la fièvre puerpérale et la morve. Elle offre des râles sibilants et tous les signes de l'engouement pulmonaire. La rate est congestionnée, comme dans les fièvres intermittentes. On remarque des troubles nerveux, comme dans les maladies proprement dites du système cérébro-spinal.

La fièvre typhoïde est la synthèse de presque toutes les maladies

---

(1) Bayard, p. 12.

de l'homme ou de la plupart de leurs symptômes. Elle est comme la représentation, sur un seul sujet, des principaux accidents du cadre nosologique; elle emprunte à chaque affection quelque trouble qui figure dans sa symptomatologie ou dans l'histoire de ses lésions. Les grandes modalités nosologiques ont presque toutes chez elle un désordre ou un symptôme qui les représente (1).

Certes, une telle maladie était commode pour venir en aide aux partisans de la métamorphose de la variole; aussi ils ne laissèrent pas échapper l'occasion de proclamer l'identité des deux fièvres.

Cette idée, du reste, n'est pas nouvelle; elle fut émise par Willis en 1661, et par Lecat, à Rouen, en 1763. Ce dernier observa une maladie, qui est celle dont il s'agit, à laquelle il donna le nom significatif de *petite vérole gangréneuse mésentérique*. Ainsi, en admettant la dothiénentérie comme le mode interne de la variole, nous voyons que la vaccine ne pourrait être mise en cause, puisque cette théorie est antérieure aux travaux de Jenner.

Dire que deux maladies sont identiques, ce n'est pas suffisant; il faut des preuves, et celles-ci doivent être tirées des symptômes, de la marche, des lésions, des affections que l'on compare. Nous avons passé en revue attentivement ces divers phénomènes, et, moins heureux que nos adversaires, nous avons trouvé partout, au lieu de ressemblance, des différences caractéristiques.

Il y a éruption dans les deux cas; mais là s'arrête l'analogie.

L'exanthème varioleux et l'énanthème typhoïde ont chacun des caractères très-tranchés.

Je sais bien qu'on pourra nous objecter que la peau subit l'influence de l'atmosphère, tandis que la surface du tube intestinal n'est pas exposée à l'air et à la lumière, ce qui peut modifier la forme de l'éruption; mais cette objection n'a qu'une valeur apparente.

On a vu des fœtus présenter des traces évidentes de variole con-

---

(1) *Compendium de médecine*, t. VIII, p. 270.

tractée dans le sein de leur mère. Mauriceau en est un exemple célèbre ; Mead en cite des observations. Non-seulement des enfants sont nés avec les cicatrices de la fièvre éruptive, mais plusieurs possédaient les pustules les mieux caractérisées.

Au mois de décembre 1840, M. le Dr Gérardin, médecin de l'hospice de la Maternité, mit sous les yeux de l'Académie royale de médecine un enfant né dans cet hospice avec une variole confluente ; personne ne mit en doute la nature de l'éruption (1).

M. Boudet, élève interne dans le service de M. le professeur Fouquier, examina, le scalpel à la main, des pustules répandues sur le corps d'un enfant mort-né, et y trouva tous les caractères anatomiques des pustules varioleuses.

Une observation récente, publiée par M. Jean Luque, signale un cas semblable (2).

Donc, même dans des milieux différents, l'éruption ne varie pas, ou au moins change tellement peu qu'il est impossible de la méconnaître.

Alléguera-t-on la différence qui existe entre la composition des muqueuses et celle de l'enveloppe cutanée? Mais on trouve souvent des pustules dans l'intérieur de la bouche, dans le pharynx, l'œsophage, le rectum même, comme Cotugno en cite un cas (3) : et si elles sont légèrement modifiées, elles n'en conservent pas moins tous leurs caractères fondamentaux.

Chaussier, en disséquant une femme, morte le quatrième jour de l'éruption d'une variole confluente, trouva, dans le larynx et la trachée, un grand nombre de boutons *semblables pour la forme et le volume à ceux qui existaient à la peau*; il en existait aussi au commencement de l'œsophage (4).

---

(1) *Bulletin de l'Acad. royale de médecine*, t. VIII, p. 297.

(2) *La Cronica de los hospitales*, 8 avril 1855.

(3) Cotugno, *de Sedib. variolarum*, in-12, p. 152; Vienne.

(4) *Bulletin de la Faculté de médecine de Paris*, t. IV, p. 14.

Ainsi, soit au contact de l'air, soit soustraite à son influence, sur la peau ou les muqueuses, l'éruption variolique conserve ses signes distinctifs. Comment donc expliquer la différence qu'on remarque entre la lésion des plaques de Peyer et l'exanthème qu'on lui compare, si on admet l'identité des fièvres éruptives et typhoïdes, et si on ne voit en elles qu'une seule affection se manifestant tantôt à l'intérieur, tantôt à l'extérieur.

Non-seulement l'examen superficiel nous montre que les désordres produits par la dothiénentérie et ceux qui le sont par la variole ne peuvent être confondus, mais le microscope vient encore nous faire voir des dissemblances plus intimes.

Il est complétement inexact de soutenir, comme on l'a fait, « que les pustules cutanées et les pustules intestinales diffèrent seulement par la nature de leur épithélium. » Dans les plaques de Peyer altérées, on rencontre une substance particulière, caractéristique, que l'on ne peut confondre avec d'autres productions morbides, que les micrographes ont décrite, et qu'ils ont nommé *matière typhique* (1).

Cela devait être ; car, comme le dit M. Lebert : « Tout ce qui est

---

(1) Si l'on fait une coupe des plaques de Peyer ou des follicules isolés tuméfiés, on trouve successivement : 1° la muqueuse encore saine ou peu altérée ; 2° au-dessous, la matière typhique ; 3° le tissu cellulaire et la couche musculaire.

La matière typhique se compose de : 1° une matière amorphe, remarquable par le grand nombre de granulations moléculaires fines et foncées dont elle est pourvue ; 2° corpuscules typhiques, corps polyédriques à angles mousses, à contours assez foncés, mais peu réguliers ; ils ont un diamètre de 9 millièmes de millimètre ; 3° cellules typhiques : elles sont moins nombreuses que les corpuscules précédents ; elles offrent deux variétés : la variété *cellulrs* et la variété *noyau libre*. Les cellules sont sphériques ou ovoïdes ; leur diamètre est de 18 à 20 millièmes de millimètre. Les noyaux libres sont généralement sphériques ; ils sont larges de 4 à 5 millièmes de millimètre ; ils sont pourvus de fines granulations nombreuses distribuées uniformément. L'acide acétique ne les attaque pas du tout.

différent en pathologie doit l'être aussi dans la composition moléculaire.

Si des altérations nécroscopiques nous passons aux symptômes, nous trouvons que ceux-ci, offrant peut-être au commencement des points de ressemblance dans les deux affections, deviennent cependant bientôt caractéristiques, et que le diagnostic ne présente pas la moindre difficulté.

Une des causes qui favorisent le plus le développement de la fièvre typhoïde est certainement le séjour récent dans un grand centre de population et le travail au milieu d'un air confiné; dans aucun cas, on n'a vu ces conditions engendrer la variole.

Celle-ci n'épargnait presque personne autrefois. Si la dothiénentérie choisit quelquefois ses victimes dans les rangs élevés de la société, c'est surtout le peuple qu'elle attaque de préférence, c'est-à-dire cette classe que l'ignorance et les préjugés tiennent éloignée de la pratique de la vaccine (1).

La contagion de la petite vérole est incontestable; celle de la fièvre typhoïde est excessivement douteuse; si quelques médecins l'admettent, ceux qui la repoussent sont en majorité, et M. Chomel va même jusqu'à dire qu'ils sont aux premiers dans le rapport de 100 à 1. Mais, en la regardant même comme certaine, on doit, si l'opinion de nos adversaires est fondée, si les deux affections sont identiques, on doit voir la fièvre éruptive produire la dothiénentérie chez les vaccinés, et réciproquement celle-ci transmettre la variole à ceux qui ne sont pas placés sous l'influence du cowpox. Aucun fait semblable n'a été observé.

Nous ne voyons qu'une seule ressemblance entre les deux maladies que nous venons de comparer, c'est qu'elles sont exemptes de récidives, et cette analogie est précisément pour nous la preuve la plus évidente de leur non-identité.

(1) Rapport à l'Académie sur les vaccinations.

Si elles sont réellement de même nature, le fait antérieur d'une fièvre typhoïde doit, on ne peut le nier, préserver d'une variole consécutive. Chaque jour on rencontre des faits qui prouvent le contraire.

M. Horteloup lut, dans la séance du 24 décembre 1851, à la Société médicale des hôpitaux de Paris, l'observation d'une jeune fille qui entra dans son service pour y être traitée d'une variole confluente très-grave; cette malade n'avait pas été vaccinée, elle était convalescente, et M. Horteloup l'engageait tous les jours à sortir de l'hôpital, lorsqu'elle fut prise d'une fièvre typhoïde à laquelle elle faillit succomber (1).

M. Becquerel a vu, dans le service de M. Serres, qu'il remplaçait, un homme, convalescent d'une dothiénentérie, être pris d'une variole très-grave (2).

M. Bouvier cite un cas semblable.

M. Barth, dans une division de 52 lits, a vu 4 individus non vaccinés, et portant les empreintes de la variole, qui ont eu des fièvres typhoïdes plus ou moins graves, et dont l'un, celui qui portait les cicatrices les plus profondes, a succombé.

---

(1) *L'Union médicale*, 6e année, p. 47.

(2) C'est surtout M. Bayard qui a prétendu qu'en semant la vaccine on récoltait la fièvre typhoïde, et, pour soutenir son opinion, il a quelquefois nié l'évidence. Je cite les paroles textuelles de M. Becquerel, à propos du fait que je rapporte : «M. Bayard, qui suivait alors mon service, prétendit que ce malade n'avait pas eu la fièvre typhoïde, et cependant le diagnostic n'avait jamais offert la moindre difficulté. Cette circonstance me mit en garde contre les assertions de ce médecin.» Mes lecteurs choisiront entre la négation de M. Bayard et le fait affirmé par M. Becquerel, dont la grande expérience est reconnue par tout le monde.

Le cas opposé se présenta récemment à Nancy, à l'hôpital Saint-Charles. Un malade, atteint, l'année dernière, d'une variole dont il conserve les traces, se trouvait, dans le mois de septembre 1855, attaqué par une affection typhoïde tellement caractérisée, que M. Bayard, assistant à la visite, ne put la contester.

En remontant plus haut dans sa pratique, M. Barth compte un plus grand nombre encore de malades qui, dans la convalescence d'une dothiénentérie, ont été pris d'une éruption varioleuse plus ou moins intense (1).

La commission de vaccine de Lyon a publié des faits semblables.

Ces cas sont très-nombreux, il n'est guère de médecins qui ne puissent en citer plusieurs dans leur clientèle.

Nous n'insisterons pas plus longtemps sur ce parallèle entre les deux fièvres; après tous ces faits, il est évident que ce sont deux maladies distinctes, ayant chacune leur individualité propre. Soutenir le contraire, c'est contester l'évidence.

Si la fièvre typhoïde est vieille comme l'humanité, si elle n'est pas une *variole retournée*, il ne restait plus qu'une seule ressource aux dénigreurs de la vaccine, c'était de prétendre qu'elle était devenue plus meurtrière, plus commune et plus fréquemment épidémique, depuis le commencement du siècle.

L'examen de diverses statistiques prouve que ces assertions sont erronées.

M. Roche, dans son rapport à l'Académie, a cité des relevés faits par Stoll à l'hôpital de la Sainte-Trinité, à Vienne. D'après l'illustre médecin, la mortalité des fièvres malignes a été de 1 sur 7 $^{6}/_{10}$. Ces résultats numériques concordent parfaitement avec ceux de nos hôpitaux.

Sur 178 cas dont M. Bouillaud a rendu compte, 22 sujets succombèrent, ce qui fait 1 sur 8 (2).

Dans 50 nouveaux cas, il fut plus heureux encore, et ne perdit que 1 malade sur 9 (3).

---

(1) *Gazette hebd.*, 1re année, p. 4.

(2) *Essai de philosophie médicale.*

(3) *Clinique médicale de la Charité.*

M. de Larroque constate une mortalité de 1 sur 10, dans sa pratique (1).

Sur 104 sujets observés par M. Beau, 11 sont morts, c'est-à-dire 1 sur 10 (2).

Sur 134 malades, M. Piedagnel en perdit 19, ou 1 sur 7 (3).

M. Grisolle avoue une mortalité de 1 sur 7 (4).

M. Forget, dont M. Bayard invoque les relevés, et dont nous apprécions la haute valeur, dit : « Dans les comptes rendus partiels que nous faisons chaque semestre ou chaque année, nous arrivons généralement, sans exagération, sans efforts, à rendre palpable à nos auditeurs un résultat moyen de 1 mort sur 7 » (5).

De ces statistiques, faites par les hommes les plus consciencieux, il résulte que la dothiénentérie ne fait pas plus de ravage sous son nouveau nom que sous ceux qu'elle portait du temps de Stoll, pas plus par conséquent depuis Jenner qu'avant sa découverte.

La fièvre typhoïde est-elle maintenant plus commune?

Au premier abord on est tenté de le croire. Elle comprend, en effet, toutes les fièvres dont nous avons donné la longue nomenclature. Si elle représente à elle seule une foule d'affections considérées autrefois comme distinctes, il est évident qu'elle doit paraître plus commune; mais cette augmentation de fréquence n'est qu'apparente. Serait-elle réelle, qu'il ne faudrait pas en rendre le cowpox responsable : nous allons en donner la preuve.

S'il est vrai qu'en propageant la vaccine, on répande la fièvre typhoïde, il est clair qu'on ne doit pas remarquer celle-ci dans les

---

(1) *Mémoire sur la fièvre typhoïde.*

(2) Dissertation inaugurale, 1836.

(3) *Bulletin de l'Académie*, t. 1, p. 494.

(4) *Traité de pathologie interne*, t. 1, p. 48; Paris, 1844.

(5) Forget, p. 443.

pays qui ne connaissent pas le bienfait de Jenner. Or la dothiénentérie fait autant et même plus de ravages dans certaines parties de la Turquie, où on ne vaccine pas, que dans nos contrées; ce renseignement est fourni par les médecins sanitaires que le gouvernement entretient en Orient. La plus ou moins grande fréquence de cette maladie tient donc à un ordre de causes dont la vaccination ne fait pas partie.

Les épidémies de fièvre typhoïde sont-elles devenues plus fréquentes?

Je ne chercherai pas dans l'antiquité et le moyen âge leurs traces, faciles à contester; je ne veux pas encombrer cette thèse de citations historiques trop nombreuses. Je vais seulement jeter un coup d'œil sur les faits observés, pendant les siècles derniers, dans la partie de la France que j'habite.

Quelques médecins lorrains ont laissé des documents à ce sujet; Jadelot, entre autres, en a parlé.

Dans un travail, fruit d'une longue expérience et de consciencieuses recherches, M. le Dr Simonin père n'a pas hésité à reconnaître l'identité de notre dothiénentérie avec les fièvres graves dont parle cet auteur (1).

« Les fièvres les plus communes en Lorraine, dit Jadelot, sont du genre des fièvres bilieuses putrides et malignes; *elles sont souvent épidémiques.*

« On a observé plusieurs épidémies de ce genre en différentes villes de Lorraine, et dernièrement à Mirecourt, où le peuple habite des maisons humides et malsaines» (2).

---

(1) *Recherches topographiques et médicales sur Nancy*, par le Dr Simonin père, p. 346.

(2) *Mémoire sur la Lorraine*, par Jadelot, p. 73 et 85; année 1776 des *Mémoires de la Société royale de médecine de Paris*, in-4°.

Les observations de Marquet, médecin du XVIIIe siècle, à Nancy, en contiennent des exemples (1).

Si maintenant on désire des dates précises, nous allons passer en revue les épidémies de fièvres malignes qui régnèrent dans le XVIIIe siècle.

En 1743, la Lorraine, l'Alsace, la Franche-Conté, furent envahies par des fièvres putrides épidémiques, que René Charles décrivit avec sagacité (2).

En 1750 et 1753, plusieurs villages de la Moselle furent ravagés par une épidémie semblable (3).

En 1758, Metz envoya plusieurs médecins pour observer une fièvre de même nature qui régnait à Vigneulles.

Au mois d'octobre de la même année, les rives de la Seille furent désolées par un fléau semblable.

En 1759, on réclama, à Metz, des médecins pour combattre une fièvre maligne épidémique qui régnait dans les environs.

En 1763, le village de Rozerieulles fut décimé.

En 1766, la ville d'Arbois et les campagnes environnantes furent frappées par une fièvre muqueuse adynamique, qui enleva de préférence les adultes.

En 1783, paraît à Servigny une épidémie dont tous les caractères ont été parfaitement décrits par Michel du Tennetar (4).

Cette période de quarante années écoulées de 1743 à 1783 nous offre, dans une petite partie de la France, une série d'épidémies ty-

---

(1) *Observations sur la guérison de plusieurs maladies notables*, par M. Marquet, médecin de Nancy; édit. Paris, 1750.

(2) *Observations sur différentes espèces de fièvres, et principalement les fièvres putrides, malignes et épidémiques*, etc.; approbation du 30 janvier 1743. In-8°.

(3) *Lettres sur quelques phlegmasies muqueuses épidémiques*, par Bégin, p. 6; 1841.

(4) Mémoire qui se trouve manuscrit dans les archives de l'ancienne Académie de médecine (Bégin, p. 28).

phoïdes, se succédant avec une rapidité qui prouve que ce n'est pas seulement depuis l'introduction de la vaccine que la dothiénentérie a cessé d'être sporadique pour frapper des populations entières.

En résumé, je crois pouvoir conclure que la prétendue transformation de la variole en dothiénenterie est une chimère; que cette dernière affection a existé dans les siècles les plus reculés, qu'elle n'est pas devenue plus commune, plus meurtrière, ni plus fréquemment épidémique. L'accusation portée contre le cowpox, à ce sujet, est donc fausse et manque de fondement.

Croup.

On ne s'est pas contenté de prétendre que le cowpox engendrait la fièvre typhoïde, mais on a encore voulu voir en lui la cause de presque toutes les maladies observées de nos jours.

Les bornes limitées de cet essai ne nous permettent pas d'examiner longuement toutes les accusations lancées contre la vaccine; il faudrait, pour cela, parcourir tout le cadre nosologique, mais nous allons passer en revue les principales. Présentées d'un manière habile, elles pourraient rencontrer des partisans; quelques mots suffiront pour montrer leur peu de valeur.

On aurait pu, jusqu'à un certain point, nier que le croup existât dans l'antiquité; l'obscurité des descriptions laissées par les auteurs anciens prêtait à cette assertion une apparence de vérité. Mais les traces que l'on en rencontre dans les ouvrages des dernier ssiècles (1) empêchèrent les champions de la variole de soutenir que Jenner eût doté l'humanité de ce fléau.

Ne pouvant accuser le vaccin de sa production, ils prétendirent que, depuis l'emploi de ce dernier, le croup avait revêtu le caractère épidémique et était devenu plus commun.

---

(1) Baillou, t. I, p. 148; édit. de Genève.

M. Verdé, qui soutient cette opinion, dit : « Pendant un certain laps de temps, les auteurs en faisaient à peine mention, lorsque Ghisi, en 1747, à Crémone, ayant constaté la présence d'une fausse membrane dans le larynx d'un enfant mort d'une angine, eut le premier l'idée de reconnaître là une maladie particulière, qu'il désigna sous le nom d'angine perfide; depuis cette angine a reçu le nom de croup. »

Un oubli impardonnable s'est glissé dans ce paragraphe; ce cas, qui a l'air isolé, est pris au milieu d'*une épidémie* qui régnait à Crémone, et qui a été parfaitement décrite par Ghisi (1).

Déjà donc, dans le XVIIIe siècle, le croup se montrait sous la forme épidémique. L'exemple choisi par M. Verdé n'est pas heureux.

Nous allons montrer qu'il a été aussi malheureusement inspiré, à propos de la prétendue augmentation dans la fréquence de cette affection.

« Au commencement de ce siècle, dit cet auteur, le mal prit déjà des proportions épidémiques assez graves pour inquiéter le gouvernement, qui mit la question au concours. »

M. Verdé se trompe en prétendant que c'est la fréquence toujours croissante des épidémies de laryngite couenneuse qui a attiré les yeux de l'Empereur; ce fut un malheur qui frappa un des membres de la famille impériale, qui donna lieu à ce concours, où Royer-Collard et Double publièrent leurs remarquables travaux.

En 1807, le fils de Louis Bonaparte, que Napoléon aimait beaucoup, succomba, en quelques jours, à une attaque de croup. Aussitôt un ordre, envoyé par l'Empereur et daté de son quartier général de Finckenstein (4 juin 1807), institua un prix de 12,000 francs pour l'auteur du meilleur mémoire sur la nature de cette maladie, et sur les moyens de la prévenir et d'assurer le succès de son traitement.

---

(1) *Istoria delle angine epidemiche degli anni* 1747 *e* 1748 ; Crémone, 1749.

Il est arrivé au croup ce qu'on peut constater dans l'histoire d'une foule d'autres maladies. On en a parlé beaucoup dans ces dernières années, non parce qu'il était devenu plus commun, mais parce qu'il commençait à être mieux connu : chacun voulut apporter sa part de travaux à la science et publia ses observations.

Si du reste, et c'est là la principale accusation, cette maladie, de sporadique, est devenue épidémique, il est ridicule de dire qu'elle doit cette triste propriété à la vaccine, puisque, dès le XVIIIe siècle, elle la possédait déjà.

Phthisie pulmonaire.

Nous arrivons à la question de l'influence de la vaccine sur la production des tubercules, question grave, car la phthisie est une cause de mortalité terrible, qui trouve la médecine sinon complétement désarmée, du moins bien souvent impuissante.

Comme on peut le supposer, les adversaires de Jenner ont conclu à la *tuberculisation* par le vaccin et à la *détuberculisation* par la variole ; ce sont les expressions de M. Verdé.

Une proposition d'une valeur aussi grande devait être appuyée sur des faits nombreux et pesés avec une scrupuleuse attention ; et ce n'est pas sans étonnement que l'on voit tout l'échafaudage de cette théorie reposer sur deux observations seulement. La première même est tellement vague et présente si peu les caractères qu'un fait pathologique observé exige pour faire autorité, que l'on ne doit en tenir que très-peu de compte.

C'est celle d'un jeune homme, Adolphe C..., dont l'histoire a eu les honneurs du roman et du théâtre. « Il présentait dès l'enfance *toutes les apparences* de la phthisie » (1). Arrivé à sa majorité, il se jette dans tous les désordres qu'une grande fortune pouvait lui per-

---

(1) Verdé de l'Isle, p. 104.

mettre. Au milieu de ses excès, il est atteint par la petite vérole ; et il quitte bientôt son lit de douleur, guéri de la fièvre éruptive et de cette affection tuberculeuse qui devait l'entraîner.

Il n'y a pas, dans la relation de cette cure merveilleuse, un seul mot précis sur les symptômes de la maladie. Que Adolphe C... ait été « un type complet de ce que dans le monde on appelle *un poitrinaire,* » c'est possible ; mais que nous acceptions comme incontestable un diagnostic basé sur de simples apparences, c'est ce que M. Verdé ne peut exiger.

Quant à la seconde observation, quoique présentée d'une manière un peu dramatique, elle a plus de valeur que la première.

Le fils de M. Verdé était miné par une tuberculisation commençante ; son père lui inocula la variole : la phthisie disparut.

Ce fait me servira à prouver que cet auteur n'avait pas le droit de formuler la proposition dont nous avons parlé au commencement de ce chapitre. Je lis page 111 : « J'eus soin que pas un de mes enfants ne fût vacciné. » Ces mots ne nous laissent aucun doute sur les antécédents du jeune malade. Le cowpox n'est donc pour rien ici dans la production de l'affection tuberculeuse, et cette phrase si effrayante de *tuberculisation par la vaccine* tombe d'elle-même.

Cette maladie terrible faisait des ravages considérables bien avant la découverte de Jenner, puisque, selon Sydenham (1), elle enlevait de son temps les deux tiers de ceux qui mouraient de maladies chroniques ! Les victimes seraient-elles plus nombreuses encore, de nos jours, que l'on n'aurait pas le droit d'en accuser la vaccine.

Celle-ci, en arrachant une foule d'enfants à la variole, en les conservant à la vie, n'a pas le pouvoir de les soustraire aux autres maladies. Tous ces jeunes êtres ne doivent pas arriver à un âge avancé ; il en est qui sont destinés à succomber dans la jeunesse. Échappés à un des fléaux qui déciment l'enfance, ils restent exposés à toutes les

---

(1) Sydenham, *Médecine pratique*, p. 427.

autres chances de mort : il est bien facile de comprendre qu'ils viennent grossir le tribut que la mort réclame dans les âges suivants. On ne peut demander au vaccin plus qu'il ne promet et l'accuser de produire ce qu'il ne peut empêcher.

Une comparaison exacte entre la mortalité causée par la phthisie dans les siècles passés et le temps présent est à peu près impossible; car, avant les immortelles recherches de Laennec, le diagnostic de cette maladie était très-incertain. Aussi ne nous appuierons-nous pas sur des statistiques douteuses pour prouver que le cowpox est complétement innocent du fait qu'on lui impute; mais nous irons chercher nos preuves dans l'étude consciencieuse de l'affection elle-même.

Si le vaccin, en opposant une barrière infranchissable à l'éruption cutanée, déterminait dans les poumons le dépôt de la matière tuberculeuse, il est clair que chez les sujets qui ont subi l'épuration soi-disant salutaire de la petite vérole, on ne doit pas rencontrer de phthisiques; c'est cependant ce que l'on est loin de remarquer.

« Les enfants qui ont eu la variole, disent MM. Barthez et Rilliet, ne sont pas pour cela même exempts de tuberculisation; car nous possédons des exemples de tubercules développés chez de jeunes sujets qui, plusieurs années auparavant, avaient été atteints par la fièvre éruptive » (1).

M. Onghena cite un fait qui démontre combien sont peu fondées les préventions de ceux qui accusent le cowpox de favoriser le développement des tubercules. Il a donné des soins à une famille dont tous les enfants ont été vaccinés, à l'exception d'un seul, qui contracta la variole. Eh bien, c'est ce dernier, le seul qui, selon nos adversaires, aurait dû être sauvé, qui devint phthisique et succomba; tous les autres enfants continuent à jouir d'une santé robuste (2).

(1) Rilliet et Barthez, *Maladies des enfants*, t. III, p. 113; 1843.

(2) *Bulletin de la Société de médecine de Gand*, p. 347, septembre 1855.

Examinons maintenant la prétendue détuberculisation par la petite vérole.

C'est surtout ici qu'un grand nombre d'observations eût été nécessaire. Après l'abus énorme qu'on a fait en médecine du *post hoc ergo propter hoc*, on a toujours le droit, en présence de faits peu nombreux, de se demander s'il n'y a pas entre un remède et une guérison une simple coïncidence, et non une relation de cause à effet. Il ne suffit pas de dire : « La nature expulse d'une façon toute normale, par la variole, la matière tuberculeuse ; » il faut le prouver. C'était là le difficile, car l'examen des faits donne un démenti formel à cette manière de voir.

Je trouve dans MM. Barthez et Rilliet (1) le relevé de 59 autopsies d'enfants morts soit de variole, soit d'une autre maladie, mais peu de temps après avoir subi cette éruption qui était guérie ; sur ces 59 sujets, ils trouvèrent 25 *fois des tubercules en quantité variable*. Devant ces nécropsies, que devient cette promesse si positive de disparition des corps étrangers ? que deviennent ces phrases si explicites : « Nous avons vu les tubercules se dissoudre sous l'influence de la fermentation variolique ; nous avons vu le sang, chargé de cette matière à l'état liquide, l'emporter jusqu'à la peau, où elle se concrète de nouveau ; là nous avons vu la matière tuberculeuse blanchir, se dessécher et disparaître, mais après avoir laissé à la peau, tout comme elle eût fait aux poumons, des traces de son action corrosive. »

Si ce transport merveilleux n'était pas une simple fiction, on aurait trouvé dans les autopsies rapportées plus haut les traces de la maladie, des cicatrices, des cavernes, mais non des tubercules, comme l'ont constaté les excellents observateurs que nous avons nommés.

(1) T. II, p. 521.

Comment du reste admettre, quand on connaît les lois qui régissent la pathologie, que des produits morbides dont l'évolution est essentiellement chronique puissent disparaître d'une façon aussi subite, aussi instantanée. On voit, dans l'observation de M. Verdé, la poitrine de son fils se dégager comme par enchantement, les bruits anormaux s'évanouir presque du jour au lendemain. Que le monde accepte que la fièvre éruptive ait le pouvoir d'enlever les tubercules, comme le ferait la baguette bienfaisante d'une fée, nous le comprenons ; mais que des médecins admettent cette disparition merveilleusement rapide, au milieu de l'orage d'une éruption variolique, c'est ce que nous ne pouvons concevoir.

Avant d'abandonner ce sujet, je veux parler encore d'une manière d'être de la petite vérole, qui ruine complétement les théories humorales des vaccinophobes.

La plupart des auteurs reconnaissent que le fléau peut sévir sans se révéler par une éruption cutanée. Nos adversaires ne nient pas le *morbus variolicus sine pustulis*, et M. Bayard cite comme essentiel le passage suivant, tiré du traité de Dezoteux et Valentin :

« Quelquefois les malades ont la fièvre et les symptômes varioleux ; mais, à la fin de cette période, *il ne se fait pas d'éruption*. Cependant la maladie doit être jugée *comme une véritable variole*. Cela est si vrai, que si on inocule plusieurs fois, et avec du pus frais, le sujet qui s'est trouvé dans cette circonstance, on ne peut réussir à lui communiquer une maladie pour laquelle il n'a plus d'aptitude. »

« Sydenham, Mead, Loob, Van Swieten, ont prononcé formellement sur cet objet. Boyer soutint, en 1717, une thèse où il est dit : *Hic morbus atque pustularum eruptione non raro desinit.* »

En 1730, la communauté des dames de Saint-Cyr fut affligée d'une épidémie varioleuse, et sur 250 qui furent atteintes, il y en eut plusieurs sur lesquelles *aucune éruption* ne vint accompagner

(1) Bayard, p. 84.

les symptômes les plus caractéristiques de cette maladie. Beaucoup de praticiens ont fait les mêmes observations.

Les antivaccinistes ont dit : La petite vérole est la seule voie que la nature nous ait donnée pour expulser ces matières caustiques, désignées par la science sous le nom de tubercule ; l'éruption est la manifestation de ce travail éliminateur ; devant cette fièvre *sans pustule*, qu'ils déclarent eux-mêmes de si bon aloi et si légitime, que les sujets qui ont été atteints résistent à l'inoculation, comment peuvent-ils encore soutenir cette théorie d'épuration si grosse de promesses ?

Pour nous la petite vérole sera toujours un fléau, et, si on lui reconnaît une influence sur la phthisie, je n'hésite pas à la regarder comme fatale, et je me range à l'opinion de M. Grisolle (1), qui place les tubercules parmi les maux que la fièvre éruptive laisse souvent après elle.

Cancer.

Je ne dirai que quelques mots du cancer. Il est inutile, à propos de chaque affection, de revenir sur ces transformations incessantes que l'on fait revêtir à la lymphe viciée de l'enfance. Je veux seulement montrer le peu de fondement des arguments employés pour prouver que l'augmentation qu'on remarque dans le nombre des affections cancéreuses est due au vaccin.

M. Verdé se demande d'abord quelle est la nature de la matière cancéreuse ; puis il répond, sans la moindre hésitation, avec le ton le plus magistral : « C'est une lymphe viciée, une lymphe qui, ayant acquis les qualités *chimiques de la matière variolique et de la matière tuberculeuse*, ronge et corrode le point sur lequel la circulation l'a déposée. »

---

(1) *Traité de pathologie interne*, t. I, p. 94.

Voyez comme, c'est simple, et combien les pathologistes ont eu tort de perdre de longues années à fouiller, le scalpel et le microscope à la main, cette fatale production morbide!

Puis, après cette belle définition, l'auteur se sert d'un relevé mortuaire publié par le journal de Siebold à Berlin (1), et reproduit par *la Clinique des hôpitaux* du 27 janvier 1839.

Ce travail statistique porte sur une période comprise entre les années 1823 et 1826, pendant laquelle on a constaté à Berlin une poportion croissante d'affections cancéreuses.

Tout le monde sait que, si le cancer se remarque quelquefois dans l'enfance, la mortalité à cet âge est excessivement faible; c'est surtout après la quarantième année et dans la vieillesse que cette lésion devient fatale (2). Les sujets morts dont le relevé a été publié dans le *Journal de Siebold*, pour les années 1823-1826, étaient évidemment nés bien avant la propagation de la vaccine en Allemagne; on ne peut donc regarder cette méthode prophylactique comme la cause de la maladie qui les a fait succomber.

Les seules conclusions à tirer de la statistique en question seraient que le cancer a augmenté de fréquence, ou plutôt qu'on le constate plus souvent, ce qui tient aux perfectionnements apportés dans les moyens d'assurer son diagnostic.

Aliénation mentale.

Je ne suivrai pas les variolophiles sur le terrain des maladies proprement dites du cerveau et de la moelle épinière; il est trop facile de les réfuter à propos des méningites, des convulsions, des ramollissements. Ce que nous avons dit au sujet de la phthisie trouve

(1) T. VIII.

(2) Sur 2,781 cas de cancer recueillis par M. Leroy d'Étiolles, 1,061 avaient plus de 60 ans.

aussi sa place dans ce chapitre. Je m'arrêterai seulement à la question de la folie.

Ici encore nous retrouvons cette matière variolique, ce protée pathologique si complaisant. Tranchant sans hésitation la question délicate de la nature des affections mentales, nos adversaires ne craignent pas de leur assigner comme cause le cowpox (1). « Qu'espérer, disent-ils, d'un cerveau dans lequel le vaccin a maintenu le principe de la petite vérole? qu'espérer d'un cerveau saturé de lymphe? »

Ne vous semble-t-il pas entendre le Dr Macroton, tâtant le pouls à la fille de Sganarelle et laissant tomber cet arrêt : « Les symptômes qu'elle a sont indicatifs d'une vapeur fuligineuse et mordicante, qui lui picote les membranes du cerveau; or cette vapeur est causée par les humeurs putrides, tenaces, conglutineuses, qui sont contenues dans le bas-ventre » (2).

S'il y a, dans la folie, une altération matérielle, qu'on nous la montre, qu'on nous en donne la preuve par des autopsies détaillées.

De nombreuses recherches ont été dirigées de ce côté; elles ont été entreprises par des hommes qui font autorité, Esquirol, Leuret, MM. Lélut, Baillarger, etc., et elles contredisent les assertions des antivaccinistes. Ces éminents observateurs ont rencontré souvent des altérations dans le cerveau des aliénés, mais ils sont tous d'accord qu'aucune d'elles n'est spéciale à la folie. C'est sans esprit de critique, dit Leuret, qu'on a accumulé toutes les lésions rencontrées, ou qu'on a cru rencontrer, dans le cerveau des fous, et qu'on a attribué le

---

(1) Si le vaccin a une action fatale sur le cerveau, en y maintenant la matière variolique, ceux qui ont subi la crise salutaire qui a permis son transport au dehors ne devraient pas être atteints de folie; il suffit de parcourir un hospice d'aliénés pour se convaincre que les stigmates laissés par la variole ne sont pas un brevet d'intégrité des facultés intellectuelles.

(2) Molière, *l'Amour médecin*, acte II, scène 5.

désordre de l'intelligence et des passions à ces lésions réelles ou supposées.

Mais les faits préoccupent peu les ennemis de Jenner. Ils entassent théories sur théories; puis, les appuyant sur des colonnes de chiffres plus ou moins longues, ils s'imaginent avoir bâti un système d'une solidité à toute épreuve. Ils s'en vont criant partout : Le nombre des aliénés augmente d'une manière effrayante, la vaccine en est la cause!

Avant de formuler une semblable conclusion, il fallait chercher si cette prétendue augmentation était une idée nouvelle. Dès 1788, époque de la maladie de Georges III, des craintes se manifestèrent en Angleterre à propos de l'extension que semblait prendre la folie. En 1801, Heberden démontra leur peu de fondement. En 1812 et 1813, ces inquiétudes se renouvelèrent quand le parlement britannique ordonna une enquête sur le sort des aliénés dans les trois royaumes; et cependant, d'après les relevés du Dr Willan, le nombre des insensés dans la ville de Londres ne s'était accru que de 5, de 1801 à 1819 (1).

En 1797, Langermann, en Allemagne, avait soutenu aussi que le nombre des fous allait toujours croissant.

Certes, à cette époque, le cowpox ne pouvait être coupable, et si la folie est devenue plus commune, ce phénomène doit tenir à une autre cause.

Cette cause, si cette augmentation était réelle, nous la trouverions facilement en jetant un coup d'œil sur l'état social de la France, dans le demi-siècle qui vient de s'écouler. Tout le monde reconnait l'influence des événements politiques sur la production de la folie, et l'immense bouleversement qui agita la société, à la fin du siècle dernier, a entraîné le dérangement des facultés intellectuelles d'un grand nombre de personnes. Les années 1814 et 1815 eurent le

(1) Esquirol, *Maladies mentales*, t. II, p. 724, édit. 1838.

même résultat. La révolution de 1830 fit varier aussi le chiffre des admissions dans les maisons de santé. De 1831 à 1833, ce chiffre surpassa d'un sixième celui des années précédentes (1). A côté des grands drames sociaux, il y a les catastrophes particulières, si fréquentes de nos jours. Le niveau de l'instruction, s'élevant continuellement, permet à une plus grande quantité de personnes de prendre part à cette vie pleine d'émotions, de succès inespérés, de chutes imprévues, à cette existence si instable qui se résume en trois mots : industrie et spéculations financières.

Malgré un tel changement dans les mœurs, malgré l'encombrement des hospices, je persiste à ne regarder l'augmentation du nombre des insensés que comme suivant ses proportions normales avec celles de la population, que comme apparente et non réelle.

Si maintenant on croit remarquer une plus grande fréquence dans la folie, c'est qu'on compte, parmi les aliénés, une foule d'individus qui, comme les crétins, les idiots, etc., ne figuraient pas sur les statistiques, c'est que, et c'est là surtout le point important, c'est que leurs conditions sociales ont changé.

Avant les travaux de l'immortel abbé de l'Épée, le nombre des sourds-muets était peu considérable. A peine eut-il commencé son œuvre de dévouement, qu'on vit surgir toute une population de ces êtres malheureux. Cette infirmité était-elle devenue tout à coup plus commune? Non; mais jusqu'alors on la regardait comme un déshonneur, on cachait à tous les yeux les sourds-muets, on les enfermait dans quelque coin retiré, et on se croyait quitte envers eux en leur donnant la nourriture et un regard de pitié. Un homme vint, qui consacra sa vie à cette classe déshéritée; on vit aussitôt se remplir les maisons ouvertes pour les recevoir.

Il en fut de même pour les aliénés; Pinel fut leur abbé de l'Épée.

---

(1) Desportes, compte rendu au conseil général des hospices et hôpitaux civils de Paris, sur le service des aliénés; Paris, 1835.

« Victimes, dit Esquirol, victimes des préjugés de l'amour-propre, de l'ignorance et de la conviction de leur incurabilité, ces malheureux étaient soustraits jadis aux regards du public, bannis de la société, renfermés dans des cachots. Lorsque Pinel eut brisé les chaînes des insensés, une ère nouvelle commença pour eux. Ces malheureux furent traités comme des malades ; ils devinrent l'objet d'un intérêt spécial, les préventions diminuèrent, l'espoir d'obtenir leur guérison gagna les cœurs, on réclama les secours de la médecine. » A mesure que les préjugés disparaissent, que les idées changent au sujet des fous, le nombre de leur admission dans les maisons de santé augmente : l'encombrement des asiles tient non pas à la plus grande fréquence de la folie, mais à l'impulsion que Pinel a imprimée à la médecine mentale.

Ces quelques considérations nous permettent de voir combien doivent être inexactes une foule de statistiques, et de comprendre les étranges erreurs commises dans des relevés, même récents.

Certains tableaux officiels, publiés en Angleterre, portent 1 aliéné sur 15,000 et même 20,000 habitants, tandis que dans quelques provinces des États-Unis, il y en aurait 1 sur 14 habitants, c'est-à-dire 1 dans la plupart des familles (1). Il n'est pas nécessaire de montrer l'exagération de ces chiffres.

Je trouve dans un tableau de M. Verdé que le nombre des fous en France est de 16,892, en 1838. Esquirol, dont on ne récusera pas la compétence en cette question, porte leur nombre, pour la même année, à 25,000, et encore ne le donne-t-il que comme approximatif (2).

En 1841, des statistiques, faites probablement sur les mêmes bases que celles de M. Verdé, indiquaient 18,350 insensés dans la

(1) *Journal de médecine et de chirurgie pratiques*, 1843, p. 369.

(2) Esquirol, t. II, p. 742.

France. M. Brierre de Boismont prouva que ces chiffres étaient trop faibles, et soutint que leur nombre s'élevait à près de 30,000 (1).

Nous voyons combien peuvent varier les statistiques; et il est bien évident qu'en prenant les relevés inexacts du commencement du siècle et en les comparant à des tableaux récents et complets, on doit trouver un accroissement notable dans le nombre des aliénés. Mais un tel procédé est fort maladroit de la part des défenseurs de la variole : c'est ruiner les bases sur lesquelles repose la plus grande partie de leurs accusations contre la vaccine.

SUICIDES.

La philosophie a souvent revendiqué, comme son domaine, l'examen des désordres de l'intelligence et de la raison. Nous ne pouvons lui reconnaître le droit exclusif d'étudier ces obscures questions. Trop longtemps on a regardé le médecin comme un homme ayant pour mission d'appliquer à une lésion physique un remède matériel; là ne se borne pas son pouvoir. Si dans sa lutte contre la maladie, il puise, la plupart du temps, ses armes dans l'arsenal thérapeutique, il n'en a pas moins à sa disposition les moyens *moraux* ou *psychiques*.

Tant que les philosophes s'occupèrent seuls des écarts des facultés intellectuelles, la question ne fit pas un pas en avant. Voyez dans le moyen âge, les aliénés étaient regardés comme possédés du démon, brûlés, exorcisés comme des sorciers; ils servaient à l'amusement des grands; ils étaient quelquefois adorés comme des génies bienfaisants, ou maltraités comme des êtres doués d'une puissance fatale. La médecine seule les mit à leur vraie place, et les traita en malades.

---

(1) *Journal de médecine et de chirurgie pratiques*, 1843, p. 369.

Si quelque lumière s'est faite autour de ces phénomènes si intéressants, qui touchent à ce qui fait de l'homme un être supérieur, on le doit seulement aux travaux de Pinel, du vénérable Esquirol, et de tous ces médecins qui ont consacré leur vie à fouiller les plaies les plus tristes de l'humanité, et qui ont nom Leuret, Calmeil, Bayle, Guislain, Ferrus, Falret, Morel, Brierre de Boismont, etc.

Parmi les plus sombres mystères que présente l'étude des facultés mentales, se trouve l'attentat de l'homme contre lui-même, le suicide.....

Les détracteurs de la vaccine ont voulu en sonder les profondeurs; mais au lieu d'examiner les faits d'une manière impartiale, ils les ont appréciés avec prévention, avec parti pris. Ils ont cru remarquer de nos jours une tendance effrayante au suicide, et ils se sont hâtés de conclure que le cowpox en est la cause.

Ils ne savent quelles épithètes lancer contre le bienfaisant virus; mais en revanche ils prodiguent les noms les plus doux à la petite vérole. L'éruption est une sorte de floraison, la pustule une fleur que le printemps fait éclore, que le mois de mai caresse amoureusement comme une rose précieuse. En vérité je regrette vivement que les variolophiles ne nous aient fait connaître qu'un échantillon de ce charmant bouquet pathologique dont ils ont la spécialité.

Ils ont dit : «Il semble qu'au moment choisi par la nature pour la floraison des végétaux, la matière variolique, sous l'influence de la saison, tente vainement de s'épancher au dehors, et, repoussée par le vaccin, retombe en fermentation sur le cerveau, réagit et devient la cause occasionnelle de la crise mentale qui pousse enfin le maniaque à l'abîme» (1).

Comme on le voit, c'est toujours la même idée; elle revient avec la monotonie désespérante du *delenda Carthago*. Si les arguments

---

(1) Verdé, p. 129.

de nos adversaires ne sont pas variés, on ne peut du moins les accuser de manquer de ténacité.

Malheureusement, ici comme ailleurs, ils s'appuient sur une simple hypothèse; et cette substance funeste qu'ils font fermenter avec tant de facilité ne se révèle qu'à leurs yeux privilégiés. J'ai vainement interrogé les renseignements fournis par le microscope et le scalpel de l'anatomiste, je n'ai trouvé aucune observation constatant la présence de cette matière variolique dans le cerveau.

Si quelquefois des lésions appréciables viennent expliquer les troubles de l'appareil cérébro-spinal, pour le suicide, comme pour la folie, la mort garde son secret; et, jusqu'à présent, aucune main n'a pu soulever le voile qui le recouvre.

Leuret rapporte 16 autopsies de suicidés; 5 ont été faites par Esquirol; 7 par M. Mitivié, médecin de la Salpêtrière; 1 par M. Archambault, 1 par M. Gros, 2 par l'auteur que nous venons de nommer (1). Sur 7 cadavres, il n'y avait d'autres lésions que celles produites par le genre de mort; dans les autres, on ne rencontra pas une seule altération constante qui pût expliquer le suicide.

Joseph Frank, Brierre de Boismont, ont signalé la même absence de désordres dans les centres nerveux.

Certes des observations faites par des hommes aussi compétents valaient bien la peine de fixer un moment l'attention des ennemis du cowpox. Mais il est une manière commode de ne pas être arrêté par les obstacles qu'on rencontre sur sa route : c'est de les éviter. Ceux qui ne considèrent que le point de départ et le point d'arrivée peuvent applaudir au prétendu succès; mais ceux qui suivent des yeux tout le chemin parcouru ne s'en laissent pas imposer, et condamnent une semblable méthode.

Si on ne voulait pas tenir compte des nécropsies dont nous venons de parler, un simple regard jeté sur la proportion des suicides dans

---

(1) *Dict. de médecine et de chirurgie pratiques*, t. XV, art. *Suicide*.

les diverses nations de l'Europe eût empêché de se produire la formidable accusation que nous allons réfuter.

Il est un pays où on encourage avec le zèle le plus soutenu l'emploi du vaccin ; où on pratique sur la plus vaste échelle les revaccinations : je veux parler de la Prusse. C'est dans une nation semblable, où la plupart des bras portent plusieurs empreintes du timbre jennérien, que l'on doit, si le reproche est fondé, rencontrer le plus grand nombre de morts volontaires. Il n'en est pas ainsi, et la Prusse est loin de figurer en tête du sombre tableau comparatif des suicides dans les diverses nations européennes. En Russie, où, d'après M. Verdé, on vaccine d'autorité, ils sont très-rares.

Ce n'est pas dans le prétendu empoisonnement par la vaccine, pas plus que dans certaines influences atmosphériques, qu'il faut rechercher les causes de la plus ou moins grande fréquence des morts volontaires. L'erreur dans laquelle on tomberait serait aussi grande que celle où s'est jeté Montesquieu, en attribuant aux brouillards de l'Angleterre la grande quantité de suicides qu'on remarquait déjà à son époque.

L'illustre auteur de l'*Esprit des lois* oubliait que le mépris de la vie ne s'était pas toujours montré ausssi répandu dans les siècles antérieurs, que l'acte désespéré auquel il pousse était inconnu dans la Grande-Bretagne, lorsque les Romains en faisaient la conquête, tandis qu'il était commun alors sous le ciel brillant de l'Italie (1). Les brouillards ne sont pas devenus plus épais ; les climats n'ont pas changé ; mais les mœurs, mais la civilisation, mais les idées, ont varié ; il faut aller chercher dans cet ordre de faits la cause de cette funeste tendance au suicide qui s'est souvent manifestée à diverses époques.

L'influence des idées régnantes est tellement visible, que plus on approche d'un grand centre de civilisation, plus on remarque ce triste phénomène.

---

(1) Esquirol.

M. Guerry (1) a prouvé que, de quelque point de la France que l'on parte, le nombre des suicides s'accroît régulièrement à mesure que l'on s'avance vers la capitale. Que l'on vienne de Bordeaux, de Lyon, de Strasbourg, de Nantes, la même proportion existe.

Marseille joue vis-à-vis des départements méridionaux le rôle de Paris.

Ce fait s'explique facilement. Plus on est près d'un grand centre, plus le niveau de l'instruction s'élève, plus on est apte à recevoir les atteintes des idées dominantes. Là est la vraie cause, à moins qu'on ne suppose que le vaccin soit un poison pour les cerveaux parisiens, et perde ses fâcheuses propriétés à une distance de 50 ou 100 lieues de la capitale; ce qui ferait le pendant de la fameuse proposition: La nature a horreur du vide... jusqu'à une hauteur de 32 pieds.

Il suffit de parcourir l'histoire, pour voir presque toujours la mort volontaire trouver son explication dans des causes tirées exclusivement du monde intellectuel. Son historique, comme le dit M. le Dr Daumas, pourrait se faire avec l'historique de la civilisation, et se lie étroitement à l'idée qu'en ont conçue les peuples et les gouvernements (2).

Tantôt ce sont les idées les plus élevées qui entraînent l'homme à faire le sacrifice de sa vie, et alors il ne mérite pas le blâme.

Telles sont les morts éclatantes des Decius Mus, des Curtius, des d'Assas.

Alexandre assiégeait une ville des Indes; les assiégés, voyant qu'ils ne pouvaient résister longtemps, mirent le feu à leurs maisons et s'y laissèrent brûler (3).

---

(1) *Essai sur la statistique morale de la France*, par M. Guerry, avocat à la Cour royale; Paris, 1833.

(2) *Considérations sur le suicide*, par C. Daumas, p. 6; 1851.

(3) Diodore de Sicile, liv. XVII.

Les habitants d'Anapa, en Espagne, attaqués par les Romains, préférèrent aussi le trépas à l'esclavage (1).

Il sera, je pense, difficile de prouver que des morts aussi héroïques furent le résultat d'une altération pathologique, frappant en même temps sur toute une population.

D'autres fois, les hommes se tuent pour obéir à des idées fausses, mais populaires, à des usages barbares, mais nationaux.

Chez plusieurs peuples de l'antiquité, le meurtre de soi-même était non-seulement permis, mais ordonné aux vieillards. Les Scandinaves et les Abyssiniens, quand ils devenaient vieux et infirmes, se précipitaient du haut d'un rocher. A Céos, île de la mer Égée, on ne voyait pas de vieillards; dès qu'on n'était plus propre à servir l'État, on se donnait la mort; il était honteux de se survivre à soi-même (2).

Si maintenant nous passons à l'influence des idées religieuses, nous n'avons qu'à choisir parmi les nombreux exemples que nous offrent les Gaulois, les Égyptiens, les Japonais, les Indiens.

Les suicides ont toujours suivi quant à leur fréquence les diverses phases des systèmes philosophiques régnants. Tantôt rares, tantôt communs, ils prenaient surtout des proportions inquiétantes lorsque quelque philosophe déclamait sur le mépris de la vie. C'est ce qui arriva en Égypte, après les leçons du stoïcien Hégésias sur les douceurs de la mort (3). Au temps de Sénèque, les suicides étaient fréquents. Tout le monde connaît sa doctrine qui peut se résumer ainsi : « Le sage vit autant qu'il doit et non autant qu'il peut; la mort volontaire est la plus belle » (4).

A cette époque, il régnait une folle inclination vers la mort;

---

(1) Tite-Live, liv. XXVI, chap. 15.

(2) Valère-Maxime, liv. II, § 6 et 8.

(3) Esquirol, *Maladies mentales*, t. I, p. 586.

(4) Sénèque, ep. 70.

lâches et braves, personne n'y échappait. Les uns se tuaient par mépris, les autres par lassitude de la vie ; d'autres cédaient à l'ennui de faire toujours la même chose, de recommencer chaque jour une monotone existence.

Après le panthéisme de l'antiquité, qui, faisant de l'âme une émanation de l'âme universelle, lui permettait, au moyen d'un simple changement de demeure, de s'affranchir de tous les maux terrestres, et de se réunir à son principe ; après les systèmes des stoïciens et du pyrrhonisme, vint l'ère chrétienne qui enraya un moment la tendance au suicide.

Ici, je laisse parler M. Brierre de Boismont, qui a traité ce sujet avec une grande supériorité.

« La diminution des morts volontaires dans le moyen âge doit être attribuée à la prédominance du sentiment religieux et aux peines portées par l'Église et la législation. La diminution du suicide n'a pas été cependant aussi générale dans le christianisme que dans le mahométisme, ce qui s'explique par la différence des dogmes de la liberté et du fatalisme.

« C'est surtout à partir du XVIe siècle que la tendance au suicide est devenue plus prononcée. Cette recrudescence se liait au retour des études sur l'antiquité, au relâchement des croyances religieuses, à la liberté d'examen, aux apologies du suicide ; mais cette disposition est restée exceptionnelle jusqu'à ce que, des théories étant descendue dans les faits, elle s'est généralisée et a éclaté avec fureur dans le cours du XVIIIe siècle, favorisée par l'esprit du doute qui a été le trait caractéristique de cette époque.

« Enfin les temps modernes, en propageant le doute, en exaltant l'orgueil, en faisant de l'amour de soi, du scepticisme et de l'indifférence, une sorte de code moral, ont donné une nouvelle impulsion au suicide. »

Je ne ferai que rappeler ici certaines causes, que nous avons déjà signalées à propos de la folie : les ambitions déçues, les revers de fortune, les passions, l'ivrognerie; au-dessus d'elle plane l'influence de la littérature du commencement du siècle.

Une foule de livres répandirent ces peintures d'êtres malheureux, tourmentés par un ennui invincible, par ce *tædium vitæ* qui conduit insensiblement à l'homicide de soi-même. On pleura avec René, on répéta avec désespoir les méditations de Lamartine, on cracha à la face de la société avec Antony. Un type magnifique, mais d'autant plus funeste qu'il est plus brillant, résume toutes ces tendances désespérées : c'est Werther, qui, de l'aveu de Mme de Stael, produisit plus de suicides en Allemagne que toutes les femmes de ce pays; livre attachant, qu'on lit en une heure et dont on se souvient toute la vie.

Le théâtre fait aussi l'apologie de la mort volontaire, et il la représente souvent comme un acte de courage, de libre arbitre.

Les journaux rapportent chaque jour une foule de suicides; ils les décrivent avec complaisance, sans faire grâce d'un détail; ils habituent leurs lecteurs à regarder l'abandon de la vie comme une résolution toute naturelle. On finit par se dire comme Philippe Mordant (1) : « Quand on est mécontent de sa maison, pourquoi ne pas en sortir ? » ou comme Montaigne : « La réputation ne touche pas à une pareille entreprise, c'est folie d'y avoir respect » (2).

J'insiste sur ce point; car il est un phénomène qui se reproduit souvent, c'est le suicide par imitation, phénomène dont on ne peut trouver l'explication dans le monde matériel.

Qui ne connaît le fait rapporté par Plutarque, des filles de Milet se pendant avec une sorte de fureur (3) ; des femmes de Lyon se jetant à l'envie dans le Rhône (4) ; de ces grenadiers de la garde

---

(1) Son suicide fit beaucoup de bruit en Angleterre.

(2) *Essais*, cons. de l'isle de Cea.

(3) *Des faits vertueux des femmes*, Plutarque.

(4) Primerose, 1655.

consulaire se tuant sans motifs, et ne s'arrêtant que devant un ordre du jour, qui déclarait lâche tout homme qui attenterait à sa vie.

Si, avant l'énorme publicité que possèdent maintenant les journaux et les romans, cet esprit d'imitation causait déjà une foule de morts volontaires, il est facile d'apprécier les conséquences de ces narrations répandues à profusion dans toutes les classes de la société (1).

Je m'arrête après ces considérations peut-être un peu longues; mais je ne voulais pas me borner à nier l'accusation lancée contre le vaccin, je voulais démontrer par des faits qu'elle était erronée. Tous ceux que nous avons cités parlent assez haut. Ils prouvent que cette maladie, qu'on appelle monomanie du suicide, cède souvent à un traitement purement moral, ce qui éloigne toute idée de lésion organique; que la recrudescence qu'on remarque maintenant dans le nombre des morts volontaires s'est souvent montrée avant le XIXe siècle, ce qui met hors de doute que la vaccine n'en peut être responsable; ils prouvent enfin que les systèmes religieux et philosophiques, les idées dominantes, la littérature, suffisent pour expliquer la fréquence ou la rareté de ce déplorable attentat.

DÉGÉNÉRESCENCE DE L'ESPÈCE HUMAINE.

Avant d'aborder la question de statistique pure, il me reste à dire quelques mots de la dégénérescence de l'espèce humaine.

M. Verdé s'est fait l'avocat de cette thèse décourageante, et je ne puis mieux faire, pour édifier mes lecteurs, que de le suivre pas à pas dans le manifeste qu'il a publié au commencement de son livre.

---

(1) Esquirol avait bien apprécié cette cause : « Les exemples fournis tous les jours à l'imitation sont contagieux et funestes, dit-il; tel individu poursuivi par des revers ou quelque chagrin ne se serait pas tué, s'il n'avait lu dans son journal l'histoire de quelque suicide. »

Le prisme à travers lequel l'accusateur de la vaccine regarde l'humanité est loin d'être flatteur. L'enfance, la jeunesse, l'âge viril, lui apparaissent sous les couleurs les plus sombres et les plus étranges. En résumant les points saillants de son tableau, on arrive à cette conclusion : l'homme au XIXe siècle est un être rachitique, sans volonté, sans cœur, donnant à son maintien une sorte de gravité, mystère du corps inventé pour cacher les défauts de l'esprit, et fumant pour avoir l'air de penser.

Une pareille manière de définir l'humanité pourrait jusqu'à un certain point paraître une boutade plus ou moins spirituelle dans la bouche d'un misanthrope en accès d'humeur noire; mais elle ne peut qu'étonner dans celle d'un médecin, elle n'est que déplacée dans un ouvrage qui affecte des allures sérieuses et scientifiques.

Il ne faut pas s'imaginer peindre une époque et croire que l'on fait, comme on dit, du *réalisme,* parce que l'on copie les modèles les plus laids. M. Verdé a pu rencontrer des types aussi disgracieux, je n'en doute pas; mais est-ce une raison pour affubler de ces masques exceptionnels toute la génération présente? On aurait tort de regarder la Vénus et l'Apollon comme les portraits des Grecs de l'antiquité; mais plus lourde encore serait l'erreur, si on voyait le genre humain à travers les tableaux des peintres qui s'intitulent *réalistes.* Dieu merci, il suffit d'ouvrir les yeux pour se convaincre que les *baigneuses* de M. Courbet sont heureusement assez rares.

Après avoir gémi sur le désolant spectacle de l'époque actuelle, notre auteur tourne ensuite ses regards vers les âges qui nous ont précédés. Il évoque un à un tous ces grands génies qui ont brillé jusqu'à nos jours dans la littérature, la musique, la peinture, et dont l'auréole magique a resplendi sur les siècles heureux qui les ont produits. Il remue à plaisir tous ces grands noms sonores, Voltaire, Shakespeare, Schiller, Mozart; les faisant peser de tout leur poids sur notre génération lilliputienne, il cherche à nous en écraser. Puis ses yeux éblouis ne distinguent, en s'abaissant de nouveau sur cette terre, que décadence et décrépitude.

Tout, selon lui, a dégénéré; rien n'échappe à la ruine générale; les sciences elles-mêmes agonisent. Il dit son fait à tout le monde, et jette avec dédain la phrase suivante à la face de l'école médicale actuelle : « La jeune médecine, sans faire un pas, s'épuise en systèmes, se traîne à la suite de tous les charlatanismes, substitue la divagation aux progrès, et tend de jour en jour à faire dégénérer une science à laquelle chaque siècle jusqu'ici avait apporté sa part de grandeur et de certitude. »

Après une phrase pareille, j'étais sur le point de fermer le livre; car, en supposant que tous ces paradoxes fussent des réalités, toutes les vérités ne sont pas bonnes à dire et surtout à entendre, lorsque quelques mots consolants vinrent m'arrêter sur la pente du découragement : « Maintenant, quant au libertinage, nous vous répondrons que nous ne sommes pas plus dissolus que nos aïeux. »

Enfin, me disais-je, moralement parlant, si nous ne valons pas mieux que nos pères, nous ne valons pas moins; mais, hélas! cette illusion devait encore m'échapper. Nous avons baissé même en fait d'immoralité. « Nos ancêtres, s'écrie avec regret M. Verdé, sont encore nos maîtres en ces sortes de hardiesses, et leur ombre, si elle a gardé le souvenir des audacieuses fantaisies, de la puissance et des imprudences herculéennes du temps de la Régence et de l'Empire, doit avoir grand'pitié de nos pauvres orgies, qui se traduisent en fumée, et de notre petit travail. »

Et toutes ces ruines sont l'œuvre de Jenner!

Cette foule de grands hommes, exhumés tout à l'heure avec pompe, n'ont dû leur force qu'à l'heureuse circonstance qui les a fait naître avant la découverte du cowpox. Homère, vacciné, n'aurait pu faire l'*Iliade;* Hercule, marqué du timbre fatal, n'aurait pu accomplir ses douze travaux célèbres, et aurait peut-être été réformé de nos jours pour faiblesse de complexion!

Ce triste tableau de la dégénérescence humaine n'eût pas été complet, s'il n'eût été suivi du remède propre à arrêter les progrès du mal. J'espérais que l'auteur irait chercher les barrières à lui opposer dans ces siècles privilégiés qui ont laissé dans l'histoire leurs traces éclatantes, mais je me trompais grossièrement : l'idéal de la société, le seul état qui puisse régénérer le genre humain, c'est l'état sauvage !

« Nous ne pouvons rien rêver de meilleur pour l'homme que les conditions normales, primitives, que la nature lui a données.

« Voyez les nègres libres, les Tartares, voyez toutes ces peuplades éloignées encore de la civilisation, aussi bien au Nord qu'au Midi, dans les steppes sauvages de la Russie ou au désert de l'Afrique.....

« Races heureuses que menace déjà la civilisation ! »

Je m'arrête ; la discussion portée sur ce terrain n'est plus possible.

Si les vaccinateurs sont myopes, il faut que leurs adversaires soient aveugles ou ferment les yeux pour ne pas avoir écrit en caractères gigantesques, sur le front du XIXe siècle, le mot *progrès !*

C'est une génération qui a effacé les limites du temps et de l'espace qu'on accuse d'impuissance ! C'est au moment où la France vient de réunir dans un splendide palais toutes les merveilleuses œuvres d'art que notre époque a vu naître, où l'industrie étale ses innombrables découvertes, où les sciences marchent à pas de géant, qu'on vient prétendre que, au lieu d'avancer, nous reculons.

Que M. Verdé regarde autour de lui : il verra dans la littérature, aussi bien que dans les arts, des esprits d'élite qui sont nés depuis Jenner, et que certes ne refuseront pas d'admettre dans leur pléiade brillante ces grands génies dont il invoquait tout à l'heure les ombres. Je ne citerai pas de noms, ils sont dans toutes les bouches.

Qu'on ne vienne pas nous dire que ce sont des exceptions, qu'il existe çà et là des natures assez fortes pour résister au poison, mais que le *second quartier* de la vaccine ne fournira pas son contingent d'hommes remarquables. Ils sont jeunes encore, ceux que M. Verdé range dans cette dernière catégorie, et la Renommée n'a pas l'habitude de désigner ses élus dès le commencement de leur carrière. Combien, parmi ces hommes maintenant illustres, ont attendu la gloire pendant de longues années de lutte et de découragement! Combien sont morts à peu près inconnus! Il est plus d'une intelligence élevée qui se débat en ce moment sous l'aiguillon de la misère et de l'indifférence, et qui un jour sera donnée en exemple aux âges futurs. Les contemporains sont souvent injustes; la postérité seule juge avec impartialité.

Le XVIIe siècle préférait les fanfaronnades et les platitudes d'un Scudéry aux tragédies de Corneille, ce qui n'empêchait pas celles-ci d'être des chefs-d'œuvre. La Bruyère avait 50 ans quand il publia ses *Caractères;* pour s'être révélé si tard, en est-il moins fort? Shakespeare a si peu attiré sur lui l'attention, que sa biographie se compose de quelques lignes à peine; il ne connut qu'à la fin de sa vie les douceurs de la gloire, gloire contestée même longtemps après sa mort, et, si nous le nommons maintenant le divin poëte, n'oublions pas qu'à la fin du siècle dernier il était encore traité de barbare ivre.

Nous n'avons pas perdu toute ardeur, tout élan généreux : cette lutte géante que nos courageux soldats soutiennent en Crimée ne craint pas la comparaison avec les guerres héroïques des temps anciens et du moyen âge; il y a, dans cette épopée, vivante des actes de valeur et de dévouement qui donnent un démenti formel à cette sécheresse de cœur dont on se plaît à faire le mot d'ordre de notre siècle.

Louer à tout propos le temps passé, condamner de parti pris l'âge contemporain, c'est un travers dont Horace a depuis longtemps fait justice; mais c'est plus qu'un défaut, c'est de l'injustice, que de délivrer un brevet d'incapacité à une génération qui n'a pu encore faire ses preuves ou commence seulement à montrer ce qu'elle vaut.

Quant à la dégénérescence physique, quel argument fournit-on? Le niveau de la taille a baissé, dit-on, dans le recrutement militaire; mais il est inutile, je crois, de montrer qu'il doit varier avec une diminution ou une augmentation dans le nombre des troupes, et ces différences dans la taille exigée pour le service militaire ont été observées avant que la découverte de Jenner eût pu influer sur la population.

Une ordonnance de Louis XIV, du 26 janvier 1701, fixa le minimum de la taille à 5 pieds, ou 1 mètre 62 centimètres.

De 1799 à 1803, elle fut réduite à 1 mètre 59 centimètres; en 1804, elle descendit à 1 mètre 54 centimètres.

On ne peut arguer ici de l'emploi du cowpox pour expliquer cet abaissement.

Bien plus, la loi du 18 mars 1818 fit remonter le minimum de la taille à 1 mètre 57 cent., et cette ordonnance resta en vigueur jusqu'en 1830.

Ainsi, dans cette période, où la plupart des jeunes gens appelés avaient été vaccinés, le niveau de la taille est remonté de 3 centimètres.

Si nous voulions conclure avec la légèreté de nos adversaires, si nous voulions dire avec eux : « Ce sont des chiffres, le commentaire est inutile, » nous aurions le droit d'attribuer aux bienfaits du vaccin cette augmentation marquée; mais l'explication vraie, nous la trouvons dans le nombre des soldats appelés sous les drapeaux, nombre qui a varié selon les nécessités politiques.

En 1802, l'armée française contenait 416,000 hommes.

En 1820, elle n'en possédait que 183,000. Voilà ce qui avait permis au niveau de la taille de remonter. Les causes d'exemption qui tiennent aux infirmités suivent aussi les variations politiques. En temps de guerre, lorsqu'il faut une grande masse d'hommes, les conseils de révision sont moins sévères qu'en temps de paix. Si, pendant l'Empire, les cadres de recrutement se sont si élargis, ce n'est pas que la génération de ce temps fût plus valide que la nôtre; mais c'est que tout homme en état de porter un fusil prenait les armes : on passait alors sur une foule d'infirmités, qui maintenant sont regardées comme suffisantes pour dispenser du service militaire.

Cette proposition est tellement vraie, que le tableau présenté par M. Verdé nous en fournit lui-même la preuve.

Ainsi, en 1826, sur un nombre de 283,000 hommes, 67,000 furent réformés; tandis qu'en 1830, sur 294,000, il n'y en eut que 54,000.

En 1846, sur 307,000, il y eut 67,000 jeunes gens exemptés; et en 1848, sur 305,000, on n'en compta que 55,000.

Ces différences s'expliquent très-bien par les diverses phases sociales que représentent les dates que nous venons d'opposer.

Je sais bien que dans certains départements, on remarque des êtres chétifs ; mais il est facile d'en trouver la cause dans les conditions hygiéniques et sociales où ils se développent.

La civilisation, comme le remarque M. le Dr Burgraeve (1), est un rude enfantement, où les plus faibles succombent, et où d'autres se ressentent toujours de la difficulté du travail.

Si l'industrie apporte à la masse de la nation une somme de bien-être de plus en plus grande, elle coûte malheureusement la vie à bien des hommes, victimes innocentes, et d'autant plus à plaindre qu'elles meurent obscurément, et n'ont pas pour se soutenir, comme le soldat sur le champ de bataille, l'espoir de la gloire et l'enivrement des combats.

Voyons ce qui se passe dans les grands centres manufacturiers. A peine l'enfant est-il sorti des bras de sa mère, qu'on l'enferme dans un milieu délétère, à l'âge où il a le plus besoin de respirer un air pur et de se fortifier par des exercices actifs. Quand il rentre chez lui, quelles compensations l'attendent? Aucune; il ne trouve que la misère, la privation, une nourriture insuffisante ou de mauvaise qualité. Il n'est pas d'organisation assez forte pour résister à de pareilles épreuves.

Voilà la cause de cet étiolement de la classe laborieuse qui en-

---

(1) Professeur à l'Université de Gand.

combre ces villes de fer et de feu, ces cités infatigables, au-dessus desquelles plane sans cesse un sombre nuage de fumée.

La science a déjà tenté d'atténuer les effets produits par des conditions si défavorables, et, sur une foule de points, ses efforts ont été couronnés de succès. Que l'hygiéniste continue à marcher dans cette voie et ne se décourage pas! La route qu'il parcourt est difficile, mais c'est la seule qui lui permette d'atteindre la cause du mal que nous avons signalé. Le devoir de tout médecin consciencieux est de l'y soutenir, de l'y aider de ses recherches, et non d'essayer de l'en détourner, en lui montrant, comme source du mal, une découverte que nous devons bénir et non couvrir de malédictions.

Le vaccin, en effet, loin d'affaiblir la génération nouvelle, l'a délivrée d'une foule d'infirmités. « On ne voit plus, comme autrefois, ces marques, ces cicatrices, ces coutures, qui, semblables à des traits de feu, sillonnaient le visage des variolés; on ne rencontre plus ces yeux rouges et larmoyants, ces paupières renversées » (1), si communes avant Jenner. On n'est plus affligé par le spectacle désolant des cécités, des otorrhées purulentes, des surdités rebelles, des abcès nombreux, des paralysies, des aphonies (2), des avortements, etc., qui étaient comme le cortége obligé de la petite vérole.

N'est-ce donc rien que toute cette hideuse légion nosologique disparue avec le fléau qui l'engendrait?

Non, loin d'avoir perdu, nous avons gagné depuis la généralisation de l'emploi du vaccin.

Qu'on cesse de rappeler à tout propos la gigantesque armure de François Ier (3); celui-ci était une exception, un géant, pour son siècle comme pour le nôtre. Pour s'en convaincre, on n'a qu'à regarder, à côté de l'énorme cuirasse du vainqueur de Marignan,

---

(1) Bousquet, *Nouveau traité de la vaccine*, p. 582.

(2) Joseph Frank, t. II, p. 177.

(3) Musée des Souverains, au Louvre.

celles de Henri II, de Charles IX, de Louis XIII, de François II, etc. Que l'on compare nos pauvres corps, qu'on prétend réduits à des proportions si mesquines, avec ces momies égyptiennes, vieilles de plusieurs milliers d'années; on ne remarquera que très-peu de différence sous le rapport de la taille et de la force.

Il y a plus de dix-huit cents ans que le poëte a dit :

> Damnosa quid non imminuit dies?
> Ætas parentum, pejor avis tulit
> Nos nequiores, mox daturos
> Progeniem vitiosorem.

Cette idée de dégénérescence est vieille comme l'humanité, et c'est pour moi la preuve qu'elle est fausse; si elle était vraie, depuis le temps qu'on la proclame, elle se traduirait par des signes tellement évidents, qu'il serait impossible de la nier maintenant.

Statistique.

Nous arrivons enfin à cette question de statistique, qui réussit sinon à convaincre quelques esprits, du moins à les plonger dans le doute.

M. Roche, après avoir parlé, dans son rapport à l'Académie, des erreurs médicales sur lesquelles reposaient les accusations lancées contre la vaccine, ne crut pas nécessaire de traiter la partie statistique du sujet. Les antivaccinistes feignirent de voir dans son silence un aveu d'impuissance, et relevèrent la tête plus fièrement que jamais.

Il est cependant facile de comprendre pourquoi M. Roche laissait dans l'ombre la question numérique. Les bases sur lesquelles les colonnes de chiffres de M. Carnot pouvaient trouver un appui s'écroulant, l'édifice ne pouvait rester debout et devait être entraîné dans leur ruine.

En outre, l'interprète de l'Académie est médecin ; il sait combien il est difficile de ne pas s'égarer en parcourant des relevés médicaux ; il ne devait que s'étonner en voyant un homme, complétement étranger à l'art de guérir, jeter l'anathème contre une découverte dont cinquante années d'expérience ont montré les éclatants bienfaits.

S'il prenait fantaisie à un médecin de prétendre qu'une arquebuse du temps de Charles IX est préférable à un fusil de munition, et qu'il faut se hâter de recourir à une invention qui a pu être un progrès, mais qui a fait son temps, le ministre de la guerre ne s'en préoccuperait pas beaucoup ; il trouverait tout naturel qu'un homme, parlant de choses qu'il ignore, tombe dans l'erreur, et il laisserait dire le contradicteur avec tout son bagage de vieilleries surannées.

C'est ce que fit M. le Dr Roche pour M. le capitaine Carnot. Celui-ci peut être, dans l'art de la guerre, un homme fort distingué ; mais on est en droit de douter de ses lumières, quand il essaye d'éclairer une question médicale d'une si haute importance, quand ses conclusions tendent à nous faire reculer jusqu'à l'inoculation.

Cette opération a pu exciter jadis un grand enthousiasme ; mais rappelons-nous qu'elle n'a pu être jugée complétement en Europe, et qu'elle a disparu au milieu de sa plus grande gloire. Si nous ne pouvons peser complétement sa valeur par son règne éphémère en France, ne fermons pas du moins les yeux sur l'expérience des autres peuples. Les *mémoires sur la civilisation des Chinois* disent que l'inoculation ne put se soutenir en Chine au delà d'un demi-siècle. « Les dernières épidémies ont coulé à fond tous les raisonnements et tous les systèmes par des faits si décisifs qu'il a fallu se rendre. »

Un incident, qui termina la séance de l'Académie du 13 septembre 1853, fut exploité par les adversaires de Jenner. Quelques paroles prononcées par M. le professeur Malgaigne furent ramassées comme un trophée. Ils savaient bien qu'en ayant l'air de mettre de leur côté un homme d'un esprit aussi judicieux, d'un savoir aussi incontestable, c'était faire la cause de l'inoculation aussi belle que possible.

Mais ce n'est pas pour attaquer le cowpox que M. Malgaigne s'est levé. Sa profession de foi a été ce qu'elle devait être. « Quand même, dans cette bataille de chiffres, la vaccine viendrait à avoir le dessous, partisan déclaré de la vaccine, je ne l'abandonnerais pas pour cela, ni pour moi, ni pour les miens. » Voilà ce qu'a dit le célèbre professeur, et ce qu'ont eu soin de ne pas répéter ceux qui ont cité quelques-unes de ses autres paroles.

Au premier abord, il semble aisé de reconnaître si des chiffres sont vrais ou faux, et s'ils méritent la valeur qu'on leur assigne; mais, quand on entre profondément dans le débat, on voit combien il est difficile de distinguer la vérité au milieu d'une foule d'assertions contradictoires.

« Même quand elle travaille sur des éléments connus, la statistique n'est pas exempte de contradictions, parce que la combinaison des éléments, le groupement des chiffres, peuvent varier comme la logique et la perspicacité des hommes. C'est bien pis encore, quand il s'agit, au milieu d'éléments nombreux, compliqués, divers comme les temps et les lieux, souvent livrés à un pur hasard, de dégager un seul élément pour en déterminer l'influence spéciale sur la population » (1).

Quand, à ces obstacles déjà si grands, on ajoute je ne dirai pas de la mauvaise foi, mais une manière de calculer qui enfreint toutes les règles de la science, quand on vient présenter des additions, faites à la façon d'un marchand qui ajouterait des mètres à des aunes et des centimes à des francs, comme M. le Dr Bertillon le reproche à M. Carnot; on voit combien de difficultés nouvelles surgissent encore.

(1) Dechambre, *Gazette médicale*, 10 juillet 1852.

Je n'exagère pas à plaisir les inconvénients de la méthode numérique, car je sais tous les services que la médecine a le droit d'en attendre; je veux seulement montrer qu'il ne faut pas l'employer avec légèreté, et prémunir contre certaines erreurs qui circulent sous son nom, erreurs d'autant plus funestes « qu'elles déconsidèrent la statistique aux yeux de ceux qui ne se donnent pas la peine de vérifier et d'approfondir. On a traité la pauvre science avec un tel sans façon, qu'on en a fait le scandale des faibles, l'ébahissement des benêts, l'arsenal des sophistes et des intrigants. Quant aux honnêtes gens qui cherchent à s'instruire, ils se sont éloignés d'elle, parce qu'ils ont pensé que c'est une *embobelineuse*, qui fait dire aux chiffres tout ce qu'elle veut, dans un intérêt tout autre que la vérité. Il faut donc bien avertir les hommes de bonne foi que la noble science ne sait rien des fredaines de ses enfants perdus, et qu'il y a erreur et injustice à la rendre responsable des faux billets qu'ils font courir sous son nom, au grand détriment de son crédit » (1).

Je n'aurais pas osé m'aventurer seul sur ce terrain glissant de la statistique; j'aurais eu peur de m'égarer, et mes lecteurs auraient pu douter de la réalité de mes conclusions. Aussi je me suis appuyé sur les guides les plus consciencieux, MM. Dupin, Druhen, Bertillon, Guillard, etc., et ces noms si connus doivent rassurer ceux qui voudront bien m'accompagner dans cette excursion sur le domaine des chiffres.

M. Carnot a émis cette espèce d'aphorisme :

« La mort, sous des noms inconnus au XVIIIe siècle, prélève aujourd'hui sur la jeunesse le tribut que la petite vérole imposait à l'enfance. »

Nous avons prouvé que si les maladies qu'on remarque de nos jours ne portaient pas toutes autrefois les dénominations qu'elles

---

(1) Guillard, *Éléments de statistique humaine*, p. 17; Paris, 1855.

ont reçues depuis, elles n'en existaient pas moins avec toute leur gravité et tous leurs caractères; nous n'y reviendrons donc pas.

Quant au prétendu déplacement de la mortalité, nous ne concevons pas qu'on puisse s'en faire une arme contre la vaccine. Celle-ci, nous l'avons déjà dit, ne conduit pas jusqu'à une extrême vieillesse tous les enfants qu'elle arrache à la variole : elle ne peut les préserver de toutes les affections qu'ils peuvent contracter entre le premier et le dernier âge ; et nous dirons, avec J.-B. Say : Quand on lit ou qu'on entend dire qu'en conservant la vie à 100,000 enfants, la vaccine a ajouté 100,000 personnes à notre population, on peut sourire de l'erreur, et néanmoins applaudir à la découverte.

La mort, nous ne le contestons pas, fait une ample moisson dans les rangs de la jeunesse ; mais nous nions qu'elle resaisisse alors toutes les victimes que lui avait dérobées le vaccin, que cette mortalité soit un fait nouveau, propre à notre époque.

Il y a près de vingt siècles que Cicéron a écrit : Les jeunes gens sont sujets à plus d'accidents que les hommes plus avancés en âge; ils tombent plus facilement malades, et leurs maladies sont plus graves : « Quin etiam ætas illa multo plures quam nostra mortis « casus habet; facilius in morbos incidunt adolescentes, gravius « ægrotant..... »

Il n'y a rien à changer à ces phrases de l'illustre orateur. La vie de la jeunesse a toujours été fragile ; si cette vérité est triste, du moins elle n'appartient pas exclusivement à notre siècle.

Cette fragilité s'est-elle accrue ?

M. Carnot le prétend, et a formulé son opinion de la manière suivante :

« De 1800 à 1845, en moins d'un demi-siècle, *la mortalité a doublé* dans les rangs de la population de 20 à 30 ans. »

Cette proposition est fausse, et je la nie formellement ; je prouverai tout à l'heure son inexactitude. Auparavant je vais montrer comment M. Carnot a pu être conduit à une erreur aussi énorme.

Avant de bâtir un édifice, un architecte consciencieux doit *recevoir* (1) ses matériaux. S'il ne fait pas cet indispensable travail de critique, il réunit les éléments les plus disparates et les plus incompatibles; son œuvre est sans valeur et sans solidité.

M. Carnot s'est dispensé de cet examen préparatoire. Il a bâti un lourd échafaudage de chiffres sur des bases complétement fautives; il a rassemblé des choses qui n'ont entre elles aucun rapport, des unités qui n'ont pas la même valeur.

Il est bien évident qu'on ne peut composer une vérité numérique en réunissant des faits aussi différents, que la mortalité qui frappe, par exemple, sur des cultivateurs respirant l'air pur des champs, et celle que présentent des prisonniers enfermés dans des cellules malsaines, ou les ouvriers travaillant au milieu d'un air vicié, entassés dans des manufactures dont les produits laissent souvent échapper des émanations mortelles.

Il tombe sous le sens commun que les conditions hygiéniques et par conséquent les chances de mort ne sont pas les mêmes dans les marécages de la Sologne et sur le versant des Alpes.

C'est cependant en s'appuyant sur des données aussi opposées que M. Carnot a osé écrire la proposition effrayante que nous avons reproduite.

Voici sa démonstration : Deparcieux, au XVIIIe siècle, travaillant *d'après le résultat de deux tontines*, établit en 1746 la loi de mortalité en France, à partir de l'âge de 3 ans. Sur 814 jeunes gens de 20 ans, il compta une mortalité annuelle de 8 individus entre 20 et 30 ans, soit *un* pour *cent* environ.

Le *Moniteur* du 21 décembre 1848 indique pour chiffre officiel de la mortalité annuelle des troupes à l'intérieur *deux* pour *cent*.

Donc la *mortalité générale* de la France a doublé depuis moins

(1) Guillard, *Journal des économistes*

d'un demi-siècle. Ainsi, pour premier terme de comparaison, M. Carnot prend des relevés faits sur des jeunes gens aisés, laborieux, économes, bien constitués, comme l'exigeaient les établissements tontiniers. Tous les économistes s'accordent à regarder la mortalité comme bien plus faible dans cette classe de la société que dans les autres. Deparcieux, lui-même établit que « les rentiers ne meurent pas si vite que le reste du monde. » J.-B. Say fait la même remarque : « Les rentiers sont des personnes de choix, dont la vie moyenne est plus longue que la vie moyenne de toute la nation. »

Pour second terme, M. Carnot choisit ensuite la mortalité de l'armée. Il est, je crois, inutile de faire longuement ressortir combien sont différentes la manière de vivre, les habitudes, l'hygiène, de ces jeunes gens qui, sans avoir atteint leur complet développement, sont arrachés sans transition au travail salubre des champs, pour être jetés dans des casernes encombrées, et astreints à des exercices violents, auxquels ils ne peuvent souvent résister.

De pareilles prémisses, l'auteur que nous citons n'avait pas le droit de conclure à la mortalité générale, et de lancer, du haut de cette conclusion, l'anathème contre la vaccine.

Avant d'opposer des chiffres à ceux dont nous venons de montrer le peu de valeur, je m'arrêterai un moment sur cette grande proportion de morts que le *Moniteur* signale dans l'armée française (2 pour 100).

Si le vaccin en est la cause, il est clair qu'elle doit se remarquer aussi dans les troupes étrangères.

Il n'en est rien. M. le professeur Hœser de Greifswald (1) a fait voir, d'après les statistiques de Horn, Casper et Seitz, que la mortalité est de 1,27 dans l'armée belge, de 1,07 dans l'armée bavaroise, et de 1,03 dans l'armée prussienne, où on vaccine et revaccine tous

(1) *Gazette hebd.*, 31 mars, 1re année, p. 414.

les soldats. De pareils résultats innocentent complétement le cow-pox, si légèrement mis en cause.

Le premier adversaire que M. Carnot rencontra sur le champ de la statistique fut M. Charles Dupin. C'est un rude joûteur, et les coups qu'il porta furent vivements sentis.

Il s'appuie, pour le XVIIIe siècle, non pas sur Déparcieux, dont les lois sont établies d'après des *têtes choisies*, mais sur Duvillard, dont les travaux (1) ont reçu l'approbation de Laplace, Lagrange, Legendre.

Pour le XIXe siècle, le savant membre de l'Académie des sciences prend les relevés de Montferrand, dont les tables, justement appréciées, comprennent plus de trente années de vaccination.

M. Dupin (2) s'exprime ainsi : « Il est un moyen mathématique de juger si l'introduction de la vaccine a, dans une portion quelconque de la vie, diminué la longévité ; c'est de voir si, pour chaque année de la vie, le rapport des individus morts pendant l'année, avec le nombre des vivants, s'est augmenté, s'il est resté stationnaire ou s'il a diminué.

« Nous avons fait cette comparaison, en prenant pour point de départ les travaux de Duvillard et de Montferrand.

Mortalités comparées : 1re année de la vie. Rapport des décès aux naissances.

	Avant la vaccine.	Depuis la vaccine.	Diminution des mortalités.
1re année....	0,232,473	0,165,034	0,28,997

« Pour suivre M. Carnot dans les diverses portions de la vie qu'il met en parallèles, nous prenons d'abord les sept premières années ; elles nous offrent les résultats qui suivent :

(1) *Analyse de l'influence de la petite vérole sur la mortalité*, 1806.

(2) *Comptes rendus des séances de l'Acad. des sciences*, année 1848, t. XXVII, p. 565 et suivantes.

Mortalités annuelles comparées, pour l'enfance, jusqu'à la septième année.

Années.	Avant la vaccine.	Depuis la vaccine.	Diminution de la mortalité.
1re	0,232,473	0,165,034	0,28,998
2e	0,124,720	0,064,440	0,48,314
3e	0,070,204	0,035,564	0,50,656
4e	0,041,550	0,025,261	0,60,798
5e	0,025,992	0,018,772	0,72,221
6e	0,017,398	0,015,105	0,87,021
7e	0,012,513	0,012,555	0,99,922

Si, pour la période entière des sept premières années, nous divisons le nombre des morts par le nombre des naissances, nous aurons pour évaluation des mortalités comparées :

Mortalités totales des sept premières années.

Avant la vaccine.	Depuis la vaccine.	Diminution des mortalités.
0,434,152	0,291,302	0,32,904

Continuant ensuite ses calculs jusqu'à la 20e année, M. Dupin dit : Si nous divisons par le nombre des vivants à 7 ans le nombre total des décès, depuis 7 à 20 ans, nous trouvons :

	Avant la vaccine.	Depuis la vaccine.	Diminution.
Mortalité...	0,11,270	0,00,914	0,18,406

Il n'est donc pas vrai de dire qu'à partir de 7 ans jusqu'à la 20e année, la population française ait perdu l'avantage qu'elle avait conquis en longévité par l'introduction de la vaccine; au contraire, elle a gagné plus de 18 pour 100 en sus de ce qu'elle avait conquis dans les sept premières années.

Réunissons les deux périodes comprises depuis la naissance jusqu'à 7 ans, et depuis 7 jusqu'à 20 ans; nous trouverons que sur un *million* de naissances il reste à 20 ans :

	Avant la vaccine.	Depuis la vaccine.	Depuis la vaccine.	
			Hommes.	Femmes.
Vivants..........	502,216	643,076	624,516	651,799
Morts de 0 à 20 ans.	497,784	356,924	375,484	348,201

Diminution totale de la mortalité des 20 premières années de la vie humaine, depuis l'introduction de la vaccine : 0,28,298.

Passons maintenant à la période de 20 à 30 ans, que M. Carnot regarde comme affectée de maladies qui seraient la conséquence de la vaccine.

Mortalités annuelles comparées entre 20 et 30 ans.

	Avant la vaccine.	Depuis la vaccine.	Diminution de la mortalité.
à 20 ans....	0,011,286	0,007,580	0,31,839
à 25 —....	0,013,410	0,010,650	0,18,145
à 28 —....	0,014,511	0,008,950	0,37,867
à 30 —....	0,015,168	0,008,950	0,40,995

Mortalité comparée pendant les huit années écoulées depuis 20 ans jusqu'à 28 ans, qui correspondent au service militaire.

Avant la vaccine.	Depuis la vaccine.	Diminution de la mortalité.
0,10,021	0,08,147	0,13,674

Ainsi, dans cette période représentée comme si fatale par M. Carnot, loin que la population soit sujette à plus de décès qu'avant la vaccine, c'est au contraire la mortalité qui diminue de près de 14 pour 100.

Nous ne poursuivrons pas les calculs de M. Dupin jusqu'aux limites extrêmes de la vie, puisque l'âge viril seul était en cause.

La valeur des résultats que nous venons de faire connaître ne fut pas révoquée en doute ; M. Carnot leur fit seulement cette objection, au mois de janvier 1849 :

« M. Montferrand a étudié, en France, la période 1817-1831, qui a pour moyenne l'année 1824. Or, de 1824 à 1849, il y a vingt-cinq ans, et vingt-cinq ans ont suffi pour *doubler* la mortalité de la jeunesse parisienne. »

Avant d'examiner la portée de cette réfutation, je ferai remarquer que M. Dupin, en s'appuyant sur les années 1817-1831, s'était tenu dans les conditions exigées par son adversaire, car celui-ci dit que « c'est de 1816 à 1817 que la mortalité est entrée dans la période croissante où elle se maintient. »

Malgré cette phrase, M. Carnot se plaint de la période choisie par M. Dupin. Nous convenons avec lui que ces calculs ne portent pas sur une période assez rapprochée de nous pour donner exactement la mortalité actuelle, mais il commet une grave erreur en disant que la moyenne des années examinées par le célèbre membre de l'Académie des sciences est 1824.

Si cette année 1824 est réellement la *moyenne* de la période prise pour les travaux de Montferrand, il n'en est pas de même pour ceux de M. Dupin : celui-ci, voulant examiner, pour l'âge viril, l'influence de la vaccine, qui n'a été introduite en France qu'en 1800, n'a pu utiliser les tables de Montferrand qu'à partir de 1820 ou 1821 : le milieu de la période qu'il a étudiée est donc non pas 1824, mais 1826.

D'un autre côté, M. Carnot a étudié les relevés de l'état civil de Paris, réunis pour la période décennale 1840-1849, qui a pour moyenne 1844. Comment admettre que c'est en 18 ans qu'ait pu se produire l'énorme augmentation qu'il signale (1).

Pour ne laisser aucun doute dans l'esprit de nos lecteurs, pour montrer que les relevés les plus récents, loin de venir en aide à M. Carnot, contredisent encore ses conclusions, nous allons suivre M. le Dr Bertillon dans un mémoire qu'il a publié en réponse à la question posée par M. Malgaigne : « Est-il vrai qu'avant la décou-

(1) Voir un article très-consciencieux de M. Dechambre (*Gazette médicale* du 10 juillet 1852).

verte de la vaccine, il y eût un plus grand nombre d'individus qui arrivaient à l'âge mûr? C'est une simple demande que je fais, c'est une question de chiffres qui vaut la peine d'être discutée» (séance du 13 septembre 1853).

Nous avons, dit M. le Dr Bertillon (1), pour formuler la mortalité de notre temps, un travail complet qui a la même valeur qu'une publication officielle : c'est le relevé des décès par âge, de toute la France, fait sur la période décennale 1840-1849 par M. Heuschling, secrétaire de la commission centrale belge de statistique, et chef de division au ministère de l'intérieur, à Bruxelles. M. Heuschling a obtenu du ministère français l'envoi de toutes les feuilles préfectorales. Il a donc fait son travail sur les relevés officiels de l'état civil, et il l'a fait avec l'exactitude consciencieuse que l'on devait attendre d'un fonctionnaire public et d'un savant renommé.

Sa table mortuaire a été publiée dans l'*Annuaire de l'économie politique et de statistique*, pour l'année 1854 (Guillaumin).

Aux mortuaires de M. Heuschling nous opposerons non plus

---

(1) Le travail de M. Bertillon, intitulé *Conclusions statistiques contre les détracteurs de la vaccine* (*l'Union médicale*, 28 août 1855), a obtenu l'approbation du savant professeur dont nos adversaires invoquaient tout à l'heure l'autorité.

«Après tant de maladroites déclamations, dit M. Malgaigne, des défenseurs officiels et officieux de la vaccine, qui, malgré des intentions très-pieuses, tendaient bien plutôt à ébranler les convictions qu'à les raffermir, voici enfin un travail sérieux, et que la science peut avouer. M. Bertillon a parfaitement saisi le nœud de la question, et il nous paraît l'avoir dénoué d'une manière satisfaisante. Par le temps qui court, ce n'est pas un petit honneur.»

M. Villermé, juge si compétent en cette matière, a aussi complétement approuvé ce mémoire; les documents et les éléments statistiques sur lesquels il repose sont parfaitement connus de M. Villermé, et il pense que l'auteur n'en a tiré que des conclusions vraies et légitimes. Le témoignage de deux hommes aussi distingués montre tout le cas que nos lecteurs doivent faire des tableaux que nous leur soumettrons tout à l'heure.

seulement celles de Duvillard, mais encore celles de Montyon et de Messance.

Montyon a fait ses relevés d'après les registres des *généralités* de Paris, de Rouen, de Lyon, de Riom, de Limoges (1).

Messance, receveur des tailles de l'élection de Saint-Étienne, a établi ses tables d'après les relevés pris « dans toutes les villes, bourgs, paroisses, des généralités d'Auvergne, de Lyon et de Rouen » (2).

Les tables de Duvillard, Montyon, Messance, représentent donc autant que possible la mortalité générale en France pour la seconde moitié du XVIIIe siècle, et celle de Heuschling est complète pour le milieu du XIXe. Nous en mettons ici un resumé pour confrontation :

(1) *Recherches et considérations sur la population de la France*, publiées sous le nom de Moheau.

(2) *Recherches sur la population*, par Messance ; Paris, 1786.

TABLEAU *A* (1).

Mortuaires résumées de la population française.

AGES.	MONTYON, 1774.	MESSANCE, 1788.	DUVILLARD, 1806.	HEUSCHLING, 1840-49.
0 à 5	470,15	400 »	416,85	340,30
5 à 10	52,20	67,5	32 »	40,70
10 à 20	44,70	59 »	48,90	47,85
20 à 30	62,85	68 »	64 »	72 »
30 à 40	72,95	64,4	68,80	59,40
40 à 50	70,80	68,1	72,35	67 »
50 à 60	71,80	74 »	83,50	77 »
60 à 70	70,65	86,8	95,90	110,60
70 à 80	61,69	73,5	83 »	118,90
80 à 90	19,25	33,5	30,87	58,60
90 à 100	2,96	4,8	3,62	6,90
100 à 105	0 »	0,4	0,21	0,15
Total des décès...	1,000	1,000	1,000	1,000
Vm = P/N......	23,94	27,9	28,26	34,24

(1) Nous désignerons, pour plus de facilité, par leurs initiales les mots suivants:

N.	*D.*	*P.*	*Vm.*
Naissance.	Décès.	Population.	Vie moyenne.

La mortalité à chaque âge s'évalue par le *rapport des décès aux vivants de chaque âge,* Dx/Vx, ou par la corrélation des tables mortuaires aux tables de population.

TABLEAU *B.*

Tables de population.

AGES.	MONTYON.	MESSANCE.	DUVILLARD.	GUILLARD, d'après HEUSCHLING.	RECENSEM. de 1851.
0 à 10	254 »	241 »	214,40	197 »	185,25
10 à 20	193 »	180,50	186,30	175 »	176,20
20 à 30	148,75	158 »	165,60	157 »	163,15
30 à 40	135 »	134 »	141,40	137,60	147,50
40 à 50	123 »	110 »	116,75	119 »	124,70
50 à 60	76 »	84,75	89,40	98 »	101,50
60 à 70	49,45	55,75	57 »	70,70	64,70
70 à 80	18,15	27 »	24,40	35 »	30,20
80 à 90	2,04	7,90	4,50	8,93	6,34
90 à 100	0,61	1,03	0,44	0,76	0,45
100 à 105	0 »	0,07	0,01	0,01	0,01
Total......	1,000	1,000	1,000	1,000	1,000

Vie moyenne. En vertu de l'équation $P = NVm$, on trouve $Vm = P/N$.

La vie moyenne est le rapport de la population moyenne au nombre moyen des naissances annuelles.

Ainsi pour 1840-49 : N = 1,000,057, P = 35,164,429 ; d'où P/N = 35.

La table de Heuschling ne donne que 34,24. C'est quelques centièmes de moins, qui tiennent à ce que cet auteur n'a relevé que 8,217,697 décès, tandis que l'annuaire du Bureau des longitudes en porte 8,313,752, et avec les mort-nés 8,613,461. (Voir le *Journal des économistes*, année 1854, p. 218 ; *Bases de la statistique humaine*, par Guillard.)

Si l'on voulait calculer une population, *P*, donnant comme les mortuaires ci-dessus 1,000 décès de tout âge chaque année, il suffirait de multiplier chacun des nombres *p*, indiquant la population de chaque âge, par *Vm*, soit *pVm*. En divisant ce produit *pVm* par *D* (décès à chaque âge), *pVm/D*, on obtiendra la chance de décéder à chaque âge, soit 1 décès sur *pVm/D* vivants.

Sur ce principe, est construite la table suivante :

Chances de mourir à chaque âge.

UN DÉCÈS SUR :

AGES.	MONTYON.	MESSANGE.	DUVILLARD.	GUILLARD, d'après HEUSCHLING.	RECENSEM. de 1851.
	Vivants.	Vivants.	Vivants.	Vivants.	
0 à 10	12 »	15 »	13 »	18 »	17 »
10 à 20	103 »	85 »	106 »	124 »	132 »
20 à 30	57 »	65 »	73 »	74 »	80 »
30 à 40	44 »	58 »	58 »	79 »	89 »
40 à 50	42 »	45 »	46 »	61 »	66 »
50 à 60	25 »	32 »	30 »	43 »	47 »
60 à 70	17 »	18 »	16 »	22 »	21 »
70 à 80	7 »	10 »	8,3	10,35	9 »
80 à 90	2,5	6,5	4,2	5,20	4 »
90 à 100	5 »	5,8	3,5	3,60	2,37
100 à	1 »	1 »	1 »	1 »	2 »

Il résulte clairement de ces tableaux que la mortalité générale de la France, loin d'avoir doublé en passant du XVIIIe au XIXe siècle, comme on le soutenait pour l'âge de 20 à 30 ans, loin d'avoir seulement augmenté, a diminué sur tous les âges.

De 10 à 20 ans, il y avait, au XVIIIe siècle, *une* chance de décès sur 106 vivants de cet âge.

De 1840 à 1850, il y a eu seulement *une* chance sur 124; le recensement dit *une* sur 132.

De 20 à 30, l'âge prétendu funeste, il y avait *un* décès sur 73 vivants. Il y a, de 1840 à 1850, *un* décès sur 74; le recensement dit *un* sur 80.

Devant de pareils documents, les plus solides que la statistique ait transmis sur ce sujet, devant ces calculs qui ont obtenu l'approbation des hommes les plus compétents, toutes les assertions des détracteurs de la vaccine tombent à néant (1).

Je ne suivrai pas M. Carnot au milieu des nombreuses propositions secondaires qu'il a groupées autour de l'accusation capitale que nous venons de réfuter; seulement, avant de terminer ce chapitre, je désire dire quelques mots d'un parallèle qu'il a fait entre deux départements, l'Aveyron et la Côte-d'Or.

Dans une communication à l'Académie (10 septembre 1849), il écrit que la population s'est accrue, en 15 ans, deux fois plus dans l'Aveyron, où on vaccine peu, que dans la Côte-d'Or, où on vaccine beaucoup, et, comme on le suppose, il n'hésite pas à voir là l'influence du virus préservatif.

Accuser le cowpox de l'accroissement plus ou moins lent du nombre des habitants d'un pays est une erreur grossière. Les travaux des économistes modernes ont mis hors de doute que la loi qui régit la population est d'une tout autre nature. Cette loi

(1) Je prie M. le Dr Bertillon de recevoir l'expression de ma gratitude pour la gracieuse complaisance avec laquelle il m'a autorisé à puiser dans son consciencieux travail.

suprême est supérieure à toutes les influences partielles ; elle peut ainsi se formuler : les hommes se multiplient en raison de la production du pays qu'ils habitent ; ou, comme l'a dit M. Guillard, « la population moyenne se proportionne aux subsistances disponibles » (1).

J.-B. Say a fait ressortir toute la valeur de cette proposition. « Il est évident, dit-il, que la cause qui retient les populations dans certaines limites, et les condamne à un accroissement toujours plus lent, est la borne de leurs moyens d'existence. La tendance des hommes à se reproduire et leurs moyens de se multiplier sont, pour ainsi dire, infinis ; mais leurs moyens de subsistance sont finis ; il est incontestable qu'on ne saurait exister par delà. » Plus loin il ajoute : « Partout nous trouvons la preuve que la population s'étend en proportion de la production, et ne s'étend qu'en vertu de la production. »

« Si la population, écrit M. Guillard, n'était pas adéquate aux subsistances disponibles, elle serait au-dessus ou au-dessous. Elle ne peut pas être au-dessus, car une partie des hommes vivrait sans manger, ce qui serait par trop angélique ; elle ne reste pas au-dessous, car une partie des subsistances resterait sans emploi, ce qui n'arrive pas. Dans quel temps, dans quel pays s'est-il jamais vu que des subsistances soient péries faute de consommateurs ? »

Ce n'est pas là une simple vue de l'intelligence, une inspiration de l'esprit. Ce que nous voyons autour de nous, ce que l'histoire nous apprend, nous prouve que les pays les plus producteurs sont les plus peuplés, et réciproquement. L'Angleterre compte 123 habitants par kilomètre carré ; la Russie n'en a que 3 !

Cette loi établie, examinons maintenant les deux départements

(1) Il ne faut pas seulement entendre par ce mot les aliments seuls, il comprend toutes les conditions au moyen desquelles l'homme subsiste.

comparés par M. Carnot. D'abord il est inexact de dire que la population s'est accrue, en quinze ans, deux fois plus dans l'Aveyron que dans la Côte-d'Or. L'accroissement a eu lieu dans les deux départements dans des proportions à peu près égales; il a été de 18 pour 100 dans le premier, et de 17 pour 100 dans le second.

Il est facile de trouver, après ce que nous avons dit plus haut, l'explication de cette différence.

Les deux départements ont à peu près la même superficie. L'Aveyron possède 8,765 Km², et la Côte-d'Or, 8,761. Le premier renfermant, pour une surface aussi considérable, moins d'habitants que le second, et le nombre de ceux-ci n'étant pas en rapport avec la production, il est évident que sa population doit croître plus rapidement. C'est ce que l'on remarque.

La Côte-d'Or au contraire, qui est plus peuplée et ne peut étendre indéfiniment les limites de ses produits, offre une population non pas stationnaire, mais augmentant d'une manière plus lente.

Telles sont les véritables causes de cette disproportion. La vaccine n'est pour rien dans l'accroissement de la population, pas plus que dans celui des naissances.

On a cru longtemps que le grand nombre des naissances était le signe de la prospérité d'un État: c'est au contaaire un symptôme fâcheux. Là où il y a beaucoup de naissances, il y a beaucoup de décès: les unes et les autres se succèdent avec rapidité et se balancent. Un grand nombre d'enfants viennent au monde, mais ils meurent jeunes, à l'âge où ils devraient payer à la société la dette qu'ils ont contractée envers elle. Le pays réellement florissant est celui où la masse des hommes vit longtemps. C'est là le but qu'on doit s'efforcer d'atteindre, c'est là où le rôle de la vaccine est manifeste. Elle n'augmente pas le nombre des habitants d'une contrée, mais elle prolonge l'existence, elle augmente la vie moyenne. Nous sommes loin de regarder le cowpox comme la source unique de ce magnifique résultat; mais, s'il ne le produit pas seul, il y a néanmoins une très-large part.

En résumé, nous voyons que ce vain fantôme de statistique, qui nous effrayait tant, ne résiste pas à un examen sérieux. Cette science au contraire, dont on a fait un si étrange abus, vient, lorsqu'on en observe scrupuleusement les règles, prêter appui à notre cause. Qu'on ne voit pas dans ce désaccord entre les résultats que nous combattons et ceux auxquels nous sommes arrivé une confirmation de cette phrase trop souvent répétée : « On fait dire aux chiffres tout ce que l'on veut. » Non, ils expriment toujours la vérité, quand on ne saute pas à pieds joints sur les règles de cette science difficile. En faisant peser sur elle les erreurs qui sont le fait de ses interprètes, ou en se décourageant à la vue des difficultés qu'elle présente, on priverait la médecine d'une énorme ressource.

La thérapeutique nous offre des armes énergiques, mais terribles lorsqu'elles sont employées par des mains imprudentes; doit-on pour cela les rejeter complétement? La statistique est comme ces remèdes héroïques; servons nous-en, mais rappelons-nous qu'il ne faut pas y toucher avec une coupable légèreté.

CONCLUSIONS.

Je me suis attaché à réfuter sinon toutes, du moins les principales accusations lancées contre l'immortel bienfait légué au monde par Édouard Jenner. Je ne sais si j'ai réussi à dissiper tous les doutes; mais, si je n'y suis pas parvenu, mon insuccès ne doit pas porter atteinte à la bonté de ma cause; il ne doit être attribué qu'à mon inexpérience, qui n'a peut-être pas su faire ressortir toute la valeur des preuves que j'ai avancées.

Il ne suffit pas, pour encourager une pratique médicale, de prouver qu'elle n'est pas nuisible; il faut encore montrer son utilité.

Ici notre tâche devient très-légère. Il serait puéril de s'étendre longuement sur la vertu préservatrice du vaccin : c'est une vérité que le monde entier reconnaît. Je citerai seulement l'expérience mémorable tentée par Woodville en 1801. Il avait vacciné 8,000 personnes ; il inocula la petite vérole à la moitié : toutes résistèrent, toutes, sans exception (1).

Une épreuve faite sur une aussi vaste échelle ne permet pas d'élever un seul doute sur l'action prophylactique du cowpox.

Quelle est la nature de cette action ?

Nos adversaires, avec leur facilité ordinaire, en ont donné une explication toute de fantaisie, destinée à jeter encore de la défaveur sur le virus jennérien. D'après eux, celui-ci « agit exclusivement sur la peau, la saisit dans son ensemble, la resserre, en contracte les pores, en supprime presque entièrement les facultés absorbantes et résorbantes, et oblitère la partie superficielle des conduits destinés à toute sécrétion ou excrétion. » On conçoit les craintes que peut faire naître une pareille proposition.

Heureusement elle est complétement fausse, et les faits sont en contradiction avec elle. La méthode endermique prouve que, sous le rapport des fonctions d'absorption cutanée, il n'existe entre les vaccinés et ceux qui ne le sont pas aucune différence. Les épidémies de suette, qui sévissent, de nos jours, avec les mêmes symptômes que dans le siècle dernier, démontrent qu'aucun changement notable ne s'est opéré dans les facultés éliminatrices de la peau, depuis la découverte du médecin anglais.

Cette accusation si imprudemment dirigée contre la vaccine acquiert un grand poids lorsqu'on la tourne contre la variole, car l'anatomie pathologique vient lui prêter appui. S'il est une maladie qui apporte une modification défavorable sur la surface cutanée, c'est certainement la petite vérole. Les cicatrices profondes que la suppuration laisse après elle détruisent, en grande partie, les glandes sébacées et les organes de la transpiration. Il est facile de comprendre

---

(1) *Recueil de la Société de médecine de Paris*, t. XIII, p. 190.

la gêne qui doit en résulter dans le mouvement de décomposition et d'hématose dont la peau est le théâtre si important. Ce n'est pas ici une simple hypothèse, c'est une irréfutable réalité.

Ce n'était pas assez d'admettre des idées aussi peu fondées; les variolophiles se sont donné le plaisir de renverser, à grand bruit, comme étant le dernier mot de la science, des théories qui depuis longtemps ne sont plus debout. Victoire facile, qui rappelle trop celle du héros espagnol s'escrimant contre les moulins à vent.

Ils se sont efforcés de prouver que le cowpox « était loin de combattre, de neutraliser, par une action chimique ou thérapeutique, la petite vérole. » C'était fort inutile; il y a longtemps que M. Bousquet, dans son excellent traité, auquel on ne saurait trop recourir pour la question qui nous occupe, a écrit : « Enseigner que la vaccine modifie directement, activement, la variole, c'est en avoir une très-fausse idée. On croit donc, dans ce système, qu'elle corrige, qu'elle détruit l'aptitude varioleuse en imprimant à l'économie un changement en sens inverse de cette aptitude; on croit donc qu'il existe entre les deux éruptions précisément la même opposition de nature qu'on admet en chimie entre deux corps qui se neutralisent, ou le même antagonisme qu'on suppose en médecine entre une maladie et son spécifique.

« Considérés en eux-mêmes, le virus vaccin et le virus varioleux se détruisent si peu, que si on les mêle ensemble et qu'on inocule ce mélange, il vient deux éruptions parfaitement distinctes et répondant à leur double origine.

« Considérés dans leurs effets, on ne peut pas dire que la vaccine guérisse la petite vérole; on ne peut pas dire même, rigoureusement parlant, qu'elle la prévienne. Elle en prend la place, elle en tient lieu; il y a substitution : rien de plus, rien de moins.

« Ainsi, loin d'expliquer les propriétés de la vaccine par l'opposition qu'on lui suppose avec la petite vérole, elles s'expliquent au contraire par l'analogie qui les unit et par la solidarité qui fait que tout est réciproque entre elles. »

L'immunité que les personnes vaccinées acquièrent est un fait incontestable, personne n'en doute plus; mais une autre question se présente.

La vertu préservatrice du cowpox est-elle absolue ou n'est-elle que temporaire?

Dans le commencement du siècle, la réponse n'eût pas été douteuse; mais les épidémies de variole qui sévirent en France à plusieurs reprises, depuis 1816, apportèrent quelques changements dans l'opinion d'un certain nombre de médecins. Il s'opéra une espèce de réaction; on alla, comme toujours, d'un extrême à l'autre; on fut tenté de nier la merveilleuse puissance du précieux virus.

Les premiers vaccinateurs avaient tort de regarder comme un blasphème toute espèce de doute au sujet de l'infaillibilité du vaccin; mais ils étaient bien excusables, car l'expérience de chaque jour venait apporter une foule de faits en faveur de leur opinion. Ils se sont trop hâtés de conclure, voilà leur tort. Les derniers sont tombés dans une erreur bien moins pardonnable; car ils ont demandé compte au cowpox de prétendues faiblesses dont il n'est certainement pas responsable.

Il existe des personnes assez malheureusement douées pour avoir le triste privilége de contracter deux et même trois fois la petite vérole; Louis XV en est un exemple bien connu.

Il contracta à 18 ans (1728) la fièvre éruptive: elle fut constatée par Dumoulin, Sylva et Falconet fils, médecins, dont on ne peut contester le savoir; ses symptômes furent décrits dans le *Mercure de France*. A l'âge de 65 ans, le roi fut repris de la même maladie et en mourut. Son fils, l'abbé de Bourbon, présenta aussi cette fatale récidive (1).

---

(1) Ces cas de récidive ne sont pas rares; on en trouve dans presque tous les auteurs. M. le Dr Simonin fils, directeur de l'École secondaire de Nancy, en rapporte des exemples dans ses excellents rapports, que l'Académie a souvent proposés comme modèles aux vaccinateurs.

Il y a des organisations qui semblent réellement insatiables pour le virus variolique. M. Boissat (Dordogne) cite une personne qui, ayant été atteinte deux fois par une petite vérole confluente, en eut, trente ans plus tard, une troisième qui la défigura complétement.

Si donc une première variole ne préserve pas toujours d'une seconde, on n'a pas le droit de s'étonner que quelquefois la vaccine ne se montre pas douée d'une puissance plus absolue de préservation.

La plupart des vaccinateurs se plaignent de la difficulté qu'ils rencontrent pour opérer la révision des vaccinations. Les parents, entraînés par des préjugés que l'on cherche encore à propager, mettent souvent une mauvaise volonté invincible à présenter leurs enfants à l'examen du médecin; ils s'en rapportent à eux pour juger le résultat de l'opération. Il en résulte que beaucoup de sujets qui n'ont contracté qu'une fausse vaccine se croient, à tort à l'abri du fléau, et plus tard en sont frappés; ils ne sont pas plus préservés que si on leur avait inoculé une simple pustule d'ecthyma.

Cette fausse vaccine peut être le résultat d'une disposition mauvaise de l'organisme ou d'un virus insuffisant. Celui-ci, comme l'avait déjà remarqué Jenner, possède ses qualités les plus énergiques du sixième au huitième jour de l'éruption, puis il va en s'affaiblissant. Il arrive souvent que, soit à cause du mauvais vouloir des parents, soit par suite d'insouciance du médecin, on ne prend la matière virulente que lorsqu'elle a perdu ses propriétés; son inoculation n'est alors suivie d'aucune heureuse conséquence.

Que le cowpox ait échoué, parce qu'en ce moment l'économie n'en voulait pas, ou parce qu'il ne possédait pas les qualités nécessaires, on ne peut l'accuser si la variole paraît plus tard, puisque la vaccine n'était pas légitime.

Il faut donc éloigner du débat ces divers cas; peut-être plus rares à Paris que dans les provinces, ils sont néanmoins assez nombreux pour qu'on en tienne compte.

Examinons maintenant la fièvre éruptive, lorsqu'elle se montre après une bonne vaccine. Sa marche est alors plus rapide, sa durée plus courte, son siége plus superficiel, ses suites légères; l'intérieur des pustules est plus simple; il n'y a pas de fièvre de suppuration; en un mot, elle est plus bénigne. C'est une variole tellement modifiée qu'elle ne peut conserver son nom et prend celui de *varioloïde*. Sa mortalité est presque nulle.

Le cowpox n'aurait-il que ce résultat, qu'il faudrait conserver encore à Jenner une grande reconnaissance; car les cas de récidive après une première atteinte de variole sont loin de présenter une pareille bénignité.

Ainsi M. Brunet donne le relevé des morts pendant l'épidémie qui sévit à Paris en 1825. La capitale avait alors 713,967 habitants; 2,115 périrent. Sur ce nombre, il s'en trouva 22 qui avaient la petite vérole pour la seconde fois, tandis qu'il n'y eut parmi les victimes *qu'un seul vacciné* (1).

Comment, après de pareils résultats, ose-t-on encore proposer de revenir à l'inoculation du virus variolique, opération qui, outre les dangers qu'elle entraîne souvent après elle, a encore le triste inconvénient d'entretenir un foyer continuel d'infection?

Cette espèce d'aptitude que certains vaccinés conservent pour la fièvre éruptive est rare du reste, lorsque la maladie est errante, sporadique, et ne se montre guère qu'en temps d'épidémie; alors en effet les coups de la variole sont plus redoutables.

Ces faiblesses du cowpox peuvent tenir à deux causes: ou le virus vaccin a dégénéré, ou bien son action prophylactique n'est que

---

(1) *De la Vaccine et de ses heureux résultats*, par M. Brunet; Paris, 1825.

M. Grisolle dit, t. I, p. 108, de son *Traité de pathologie* (3e édition): « L'épidémie de Marseille de 1828, et celle que Thomson a observée à Édimbourg en 1818, ont prouvé que la variole avait été moins souvent funeste chez les sujets vaccinés que chez les individus qui avaient eu antérieurement une petite vérole. »

temporaire. Si la première cause est vraie, les enfants vaccinés de nos jours seront plus exposés à contracter la variole que ceux qui ont été soumis à l'influence du premier vaccin; il n'en est rien. Qu'on renouvelle l'expérience de Woodville, on obtiendra le même résultat que le médecin anglais. Maintenant comme dans le commencement du siècle, qu'elle ait été transportée de la vache à l'homme ou qu'elle ait passé par plusieurs générations, la matière de la pustule vaccinale produit les mêmes effets, et permet de braver impunément le fléau, pourvu que son introduction dans l'économie *ne soit pas trop ancienne.*

Le virus jennérien est aussi fort maintenant que dans les premiers jours de sa découverte; si ses effets locaux sont moins intenses, son action générale a conservé toute sa puissance; seulement celle-ci dure plus ou moins, suivant les organisations, c'est-à-dire suivant leur avidité pour le poison varioleux. Chez la plupart des hommes, la vertu préservatrice est absolue; les épidémies nous l'ont prouvé. Chez quelques personnes, elle va s'affaiblissant à mesure qu'elles s'éloignent du moment de la vaccination. Là encore le cowpox, jusque dans ses défaillances, nous fournit lui-même les moyens d'y remédier. Puisque, lorsque son inoculation est récente, il donne une immunité complète, il faut *revacciner.*

Si on avait des signes physiques pour reconnaître ceux qui ont besoin de l'être, il est évident qu'il ne faudrait ordonner la revaccination qu'à ces derniers. Mais, comme cette opération est sans inconvénient, la prudence veut qu'on la conseille aux uns, parce qu'elle est utile; aux autres, parce qu'elle peut l'être; à tous, parce qu'ils n'ont pas d'autres moyens de se rassurer.

Nous terminerons en disant aux médecins, avec le rapporteur de l'Académie : « Continuez de vacciner, vous le pouvez en toute sécurité de conscience; entre toutes les pratiques médicales, c'est peut-être la meilleure. Vous avez pour vous le suffrage de tout ce que la médecine compte de plus honorable et de plus éclairé dans le monde entier; voudriez-vous le mettre en balance avec quelques opinions isolées, dont la plus imposante n'est pas compétente dans la question, et dont les autres sont sans autorité? »

Nous dirons aux pères de famille: Choisissez entre une affection terrible et une piqûre insignifiante, dont les suites sont si légères qu'elles n'ont jamais mérité le nom de maladie, entre un fléau qui mutilait et détruisait le quart du genre humain (1) et une pratique médicale qui a sauvé la vie à des millions d'enfants; prenez garde, en obéissant à des préjugés ridicules, en repoussant une découverte qui, selon Cuvier, suffirait à elle seule pour illustrer notre époque, de vous préparer dans l'avenir d'immenses regrets;

> De vos fils au berceau ne creusez pas la tombe;
> Et s'il faut quelque jour que vous pleuriez leur mort,
> Qu'au moins leur souvenir ne soit pas un remord (2).

---

(1) La Condamine. On a fait le calcul que la petite vérole emportait *journellement* 2,000 personnes avant Jenner (Burgraeve).

(2) Soumet.

TABLE DES MATIÈRES.

www.ingramcontent.com/pod-product-compliance
Ingram Content Group UK Ltd.
Pitfield, Milton Keynes, MK11 3LW, UK
UKHW020934180726
13838UKWH00002B/940